Mano Vignana

in

Caraka Samhita

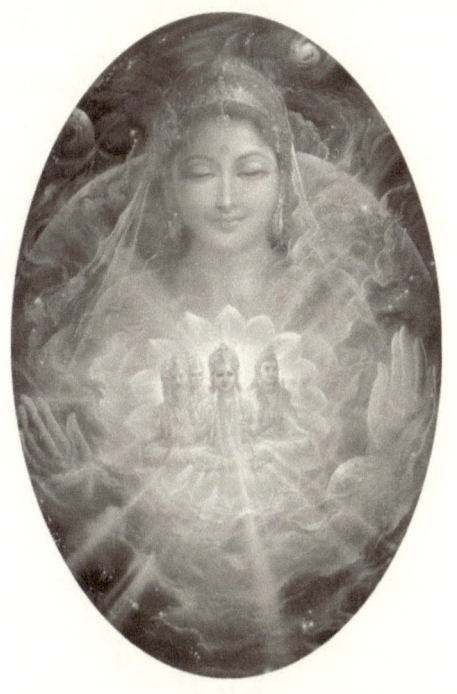

Dr. Madella Gautham

ISBN: 978-1-7009-1398-2

PREFACE

'Mano Vignana in Caraka samhita' is a compendium of information about 'Manas' collected from the 'Charaka samhita'. All those relevant portions of Ayurveda which have relation with manas are collected and represented in order to interpret the knowledge intotal.

Dr. M. Gautham

ACKNOWLEDGEMENT

In this occasion of completion of my work, I most sincerely convey thanks with best of my respects and gratitude to my honorable Guide *Dr. K. Venkat Sivudu,* for his guidance, care and valuable suggestions throughout the course of my study have helped in completing this work successfully. His constant inspirations, encouragement, support and affection throughout the preparation of this work gave me considerable impulsion in achieving the milestone.

I avail this opportunity to express my gratitude, respect and courtesy to my Co-Guide, *Dr. Pallavi. G* and to *Dr. V. Gopala Krishnaiah,* whose harmonious help, valuable suggestions was of great help in achieving this milestone.

I express my cordial thanks to *Dr. Sundar Raj Perumal, Dr. Akhilesh Shukla, Dr. Praveen Kumar Madikonda, Dr. Vijaya Bhaskar, Dr. Naazia, Dr. Bhavani, Dr. Harika, Prof. Ganesh Prasad Bagaria, Dr. Ramancharla Pradeep Kumar, Late Shri A. Nagaraj Sharma* and my colleagues *Dr. Sai Goutham Deevi, Dr. Kamsala Keerthy Priya, Dr. Panem Penchal Rao,* my better half *Dr. Rajya Lakshmi, Late Shanthamma, A. Vamshi Vardhan, A. Pavani,* my parents *Madella Ravinder* and *Late Sujatha* for co – operation, guidance and whole hearted gracious company.

I am thankful to all those who have helped me directly or indirectly during this endeavour.

Dr. M. Gautham

Dedicated

To

My Wife

Dr. G. S. Rajya Lakshmi
BAMS

Index

List of abbreviation

ABBREVIATIONS	
Charaka Samhita, Sutra sthana	C. Su
Charaka Samhita, Nidana sthana	C. Ni
Charaka Samhita, Vimana sthana	C. Vi
Charaka Samhita, Sarira sthana	C. Sa
Charaka Samhita, Indriya sthana	C. I
Charaka Samhita, Chikitsa sthana	C. C
Charaka Samhita, Kalpa sthana	C. K
Charaka Samhita, Siddi sthana	C. Si
Amara Kosha	A. K

Introduction:

Since time immemorial, 'manas' has been the subject of curiosity for scholars, scientists and philosophers. The reason behind this curiosity is its importance in the development of mankind. Human being is superior to other creatures in the series of development. This supremacy of man remains in his quality to work after thinking, which is the function of 'manas'. No other animal is capable of thinking logically. This is the only reason which leads the mankind to the crest of development in every aspect.

Though 'manas' which leads the mankind to the crest of development in every aspect. Yet, at the same time it is attributing to many of the problems of present era. These problems may be personal, social, political or environmental. Since, only a healthy mind is capable of overcoming these problems. Considering this fact, W.H.O included psychological health in the definition of complete health.

In the current era, the most commonly observed symptoms among human population are stress, unhappiness, non-satisfaction, depression, guiltiness, anxiety, fear, over desire etc. These factors are the internal causative factors of every human being hidden inside them. Many diseases exist are due to the factors, 'what that happens in our mind', rather than external factors. Most of the population gets affected with disturbances in mind and unable to tackle them by their own and leads a life of unhappiness which over a period of time manifests a disturbance in the body.

Most of the people get tired by sitting idle even without any work. This shows that the activity that is going inside consuming the energy of body. Most of the patients visit the hospital due to ailments in the body rather than that of mind. Every human intends to overcome all the undesired or the one's which makes them unhappy and tends towards fulfillment of desires which makes them happy.

Motivation of choosing this work is to acquire knowledge of internal factors of mind which are nurtured by none other than us.

A person is called healthy not only when dośa, dhatu, mala and agni are in equilibrium condition but also the manas should be in normal condition in the presence of atma for proper and healthy state of śarīra and indriya.[2] W.H.O also considers "Health is a dynamic state of complete physical, mental, spiritual, and social well-being and not merely the absence of disease or infirmity." So, manas play an important role in keeping a person healthy and help in relieving physical ailment.

मनः एव मनुष्याणां कारणं बन्ध मोक्षयोः

Manas is the only cause for the bandha (attachment) and mokṣa (salvation) as said in maṇḍukya upaniṣada.

The three śarīra dośas (Vata, Pitta & Kapha) vitiate the śarīra. The two mano dośas (rajas & tamas) vitiate the manas. Such vitiation of the śarīra and manas results in the manifestation of diseases and more over there is no disease without their vitiation. So, every disease has involvement of manas.

It is said, "विषादो रोगवर्धनानां" ||च. सू. २५/४०||

A disease gets aggravated with viśada. Thus it becomes important to cure the involved manasik bhava related to the disease.

The relevant literature is collected such a way so that it must able to provide valuable information to understand the subject in total. Efforts are made to bring all the relevant information that surrounds the manas, which is a nithya, atindriya, achetana, kriyavat dravya. Its relation with other simillar dravyas like adhyatmaka dravya samgrha are also considered to a little extent to make the topic easily acessable at a place in differentiating roles of each of the adhyatmika dravyas like manah, buddhi, atma and their interrelationships.

'gnana adhikaranam atma' i;e. The substratum of knowledge is atma. In the chikitsa aspect of manas it was said that gnana, vignana, dhairya, smriti & samadhi are the chikitsa to be done for achieving a healthy manas. As manas always reside with atma, it is important to consider atma under discussion. As atma controls the buddhi and buddi controls all the karana vyaapaara (including manas) so, it is also considered. As smriti is a chikitsa upaya to mano vyadhis, it is also considered. Satya buddhi / yadartha gnana / tatwa gnana which is a lakshana of shuddha manas is also taken into account. Samadhi, a chikitsa upaya is also considered. "for all the prani's in janmantaras and in present life that which is shreya & which is shresta kalyanakam to moksha, all those are established- in the manah samadhi" C. C. 24/52-60.

Atma (chetana = consciousness) and vimala manas produce gnana. Manas along with gnana produce smriti, upon production of smriti one achieves sukha marga, leads to path of tatwagnana, which leads to moksha. Gnana / tatwa gnana / vimala gnana / vidya / satya buddhi / yadartha gnana makes samshaya nivarana, dukha nivarana, sukha marga pravrutti, mano brimhana, smriti utpanna, manah samadhi, dharma acharana, moksha. Agnana / loss of tatwagnana, atatwaabhinivesha (lack of right understanding) makes an individual prone to mano vikaras.

Hence gnana agnana, smriti, satya buddhi, etc. all the relevant information which is useful in achieving right understanding of manas and its role with other entities are compiled.

Manas:

Manas is said to be ubhayendriya and a synonym of satva, has been recognized as one of the four components of ayu. The need for understanding 'manas' assumes greater importance because it is the yoking principle between sharira (body) and atma (soul). Manas, a sanskrit word is derived from the root 'mana gyane' and 'asun' suffix which means 'to think', 'to analyse'.

Utpatti / etymology:

'मन् ज्ञाने बोधने वा' धातु

In 'shabdakalpadruma' the word manas has been derived etymologically as an instrument of thinking and analysing / a process to get knowledge or bodha. Does gyana kriya or bodhana kriya.

Nirukthi / definition:

मन्यते ज्ञायते अवबुद्धयते अनेन इति मनः |

सत्त्वं मनः | C. Su. 1/42, chakrapani

मनसस्तु चिन्त्यमर्थः | C. Su. 8/16

Paryaya (synonyms) of manas:

चित्तंतुचेतोहृद्यंस्वान्तंहृन्मानसंमनः ||

A. k. 1/4/31

अतीन्द्रियं पुनर्मनः सत्त्वसञ्ज्ञकं, 'चेतः' इत्याहुरेके तदर्थात्मसम्पदायत्त चेष्टं चेष्टा प्रत्यय भूत मिन्द्रियाणाम् || C. Su. 8/4

According to amarakosha synonyms of manasa are chittam, chetas, hridyam, svantam, hrit and manasa. In Caraka samhita the synonyms of manas are 'satva' and 'chetas'.

Sthana of manas:

षडङ्गमङ्गंविज्ञानमिन्द्रियाण्यर्थपञ्चकम् |

आत्माच सगुणश्चेतश्चिन्त्यंच हृदिसंश्रितम् ||

C. Su. 30/4

Vignanam, indriyas, artha panchakam, atma cha sa guna, chetas (manas) and chintyam which are the shadangas take ashraya in hridaya.

वात पित्त श्लेष्मणां पुनः सर्व शरीर चराणां
सर्वाणि स्रोतांस्ययन भूतानि, तद्वदतीन्द्रियाणां
पुनः सत्त्वादीनां केवलं चेतनावच्छरीर मयनभूत
मधिष्ठानभूतंच | C. Vi. 5/7

All the srotases are like ayanabhutas (margas) to the tridoshas which move in the sarva sharira. In the same way, ayanabhuta and adhistanabhuta to the atindriyas like satvaadi is chetana yukta sharira only.

Lakshana & gunas of manas:

लक्षणं मनसो ज्ञानस्य आभावो भाव एव च |
सति ह्यात्म इन्द्रिय अर्थानां सन्निकर्षे न वर्तते
||१८|| वैवृत्त्यान् मनसो ज्ञानं सान्निध्यात् तत्
च वर्तते | अणुत्वमथ चैकत्वं द्वौ गुणौ मनसः
स्मृतौ ||१९|| C. Sa. 1/18

Sometimes, one understands a thing and sometimes one does not. This proves the existence of the mind as a separate sense organ. That is why, when there is no contact of the mind with the sense organs and their objects, no understanding of things can occur. It is only when the required mental contact is there, that one can understand things. Mano gunas are anutvam & ekatvam.

Objects of mind:

चिन्त्यं विचार्य मूह्यं च ध्येयं सङ्कल्प्य मेव च|
यत्किञ्चिन्मनसो ज्ञेयं तत् सर्वं ह्यर्थं
सञ्ज्ञकम्|| C. Sa. 1/20

Chintyam, vicharyam, uhyam, dhyeyam, sankalpam and whatever that which can be known by means of the mind, are regarded as its objects like sukhaadi anukta vishayas.

Chintyam:
कर्तव्यतया अकर्तव्यतया वा यन्मनसा
चिन्त्यते |

Act of thinking, whether to do / not to do a task.

Vicharyam:

उपपत्त्यनुपपत्तिभ्यां यद्विमृश्यते |

Act of thinking about a task by uchita / anuchita.

Uhyam:

ऊह्यं च यत् सम्भावनया ऊह्यते 'एव मेतत्

भविष्यति' इति |

Predicting the possibilities about a task.

Dhyeyam:

भावना ज्ञान विषयम् |

Produced knowledge about a task.

Samkalpam:

गुणवत् तया दोषवत्तया वा sवधारणा विषयम् |

Determinative about a task with its pros and cons.

Manasa karma:

इन्द्रियाभिग्रहः कर्म मनसः स्वस्यनिग्रहः ऊहो

विचारश्च ततःपरं बुद्धिः प्रवर्तते | C. Sa. 1/21

    Controlling itself and the senses, uhya and vichara represent the action of the mind. Beyond that flourishes the buddhi.

सत्त्वत श्चेति सत्त्व मुच्यते मनः तच्छरीरस्य
तन्त्रक मात्म संयोगात् |　　　　C. Vi. 8/119
मनःपुरःसराणि　इन्द्रियाणि　अर्थ　ग्रहण
समर्थानि भवन्ति ||७||　　　　C. Su. 8/7

    Manah on its association with atma beacame the cause for sharirasya tantrakam (prerakam & dharakam of sharira). It motivates the senses to perceive their respective arthas.

अचेतनं क्रियावच्च मनश्चेतयिता परः |
युक्तस्य मनसा तस्य निर्दिश्यन्ते विभोः क्रियाः
||७५||
चेतनावान् यतश्चात्मा ततः कर्ता निरुच्यते |
अचेतनत्वाच्च मनः क्रियावदपि नोच्यते ||७६||
　　　　　　　　C. Sa.1/74-76

    Mind is active but devoid of consciousness. Thus the all-pervasive soul while in combination with the mind appears to have actions. As the soul has consciousness, it is said to be the kartha. The mind being devoid of consciousness is not said to be kartha even though it is possessed of actions. Thus manas is atindriyam, nityam, achetanam and kriyavat.

Manas:

Manah does swasya nigraha, indriya abhigraha, indriya gnana & indriya vyapaara (causes prerana of indriyas towards vishayas), it directs an individual towards shubha & ashubha pravritti or nivrutti.

Moha, iccha, dwesha karmas are the cause for rashi purusha utpatti, atma kruta karma / purava janma mano gunas are the cause for utpatti of manasa prakruti (satva, rajah, tamah) in the present birth. Rajo guna causes tamo guna pravrutti, rajas & tamas are the cause for udaya of vyaktam from avyaktam & pralaya of vyaktam into avayaktam / chakravat parivartana between avyaktam and vyaktam.

Mano hetu chatushtaya includes sama yoga, atiyoga, hina yoga & mithya yoga. Sama yoga of it makes an individual swastha. Ati - hina - mithya yoga of it causes vikruti (vyadhi). Mithya yoga of manasa karma causes bhaya, shokha, krodha, lobha, moha, maana, irshya, mithya darshanaadi.

Shuddha satva purusha is present with satya buddhi, removes the moha rupi tamas, saamsaarika bhaveshu anaasakti, yoga siddhi occurs, ahamkaara rahita, tatva gnaata, kaarana mukta, na raaga dwesha avalambhana, sarva samnyaasa sthithi, reaches nitya ajara shaantha atyaya (akshara) bhramha, which is also said as vidhyaa, siddhi, mati, medhaa, pragnyaa, gnana.

Individual possessing satva saara / pravara satvabala are smritimanta, bhaktimanta, krutagnyaa, pragnyaa, mahotsaaha, dheeraa, tyaktha vishaada, su vyavasthitha gati (na para sthitha), gambhira buddhi, gambhira chesta, kalyana abhiniveshinascha (efforts towards welfare). These individuals even afflicted by strong, painful disease though with alpa sharira bala also, they look as if painless due to satva guna visesha.

Madyama satvabala persons makes comforts themselves by the support of others / upon the point of view of others.

Hina satvabala persons are unable to comfort they themselves or by the support of others and though they are with maha sharira, yet they are not capable of witholding slight pains. An individual with alpa satvam is with avyadhi sahanam (unable to withstand vyadhi bala). Such a person,

1. On facing bhaya, shoka, lobha, moha, mada causes vishaada, murcha, bhrama, unmaada or marana.
2. On hearing stories of roudra, bhairava, dwista, bhibatsa, vikruta causes vishaada, murcha, bhrama, unmaada or marana.
3. On sight of pashu mamsa shonitha, purusha mamsa shonitha causes vishaada, murcha, bhrama, unmaada or marana.

Guru vyadhita & laghu vyadhita can be accessed by satva bala. Satva sampath in the rogi causes acessing a guru vyadhita rogi as laghu vyadhita; satvaadi adhamatva in the rogi causes acessing a laghu vyadhita rogi as guru vyadhita.

Shrama (vata aprakopakam) causes kriya uparama of manas & indriyas from their arthas, pravrutti shanti (kshaya) / seeing onself in the baahya loka & baahya loka in oneself causes shanti (calmness of mind). Achintana induces dhruvam santarpanam. Vitha moha rajah / manasa dosha shanti / knowledge of sukshma avasthas of manas achieves chatuh shreya (dharma, artha, kaama, moksha) or makes an individual to be eligibile for shastra upadesha of apunarbhava (moksha).

Satva pradhana shuddha manah / shuddha satva samaadhaana / samaadhi causes the smarana of the prakdaihika karmas, achieves yogi purusha lakshanas, pasyati atma tiraskrutam (the objects that are hidden).

Mano dushana by the manasika doshas (rajas & tamas) causes sharira vikaras & manasa dusti vikaras like kaama, krodha, lobha, moha, irshya, maana, mada, shoka, chittodvega, bhaya, harsha etc. istasya alaabaath & labhasya anistasya causes manasa vikaras. Manovighaatakara bhaavas (kaamadibihi) / kaamadi pravrutti causes manovighaatam / chitta upatapta kara / chitta vikaara / jwaraadi aakrantha / kramene pranino ayu hraasa. Loulyam (selfish greediness) causes kleshakaraanaam (disliking); atri pravruddha moha, maana is the cause for swa jana / para jana upagatha. Bhaya, krodha, shoka, lobha, moha, ayaasa bahula is the cause for nidra, tandra, alasya, nirutsaaha, asamartha sharira-manasa chestaanaam, nasta smriti, nasta buddhi. Lobha, abhidroha & moha are the cause for origin of 8 vyadhis said in nidana sthana i; e. Jwara, rakta pitta, gulma, prameha, kusta, sosha, unmada, apasmara. Bhaya, traasa, shoka are the cause for unmada & apasmara. Roga vardhana & manasa bala kshaya causes atma to leave its abode suddenly.

Lakshanas that occur when the manas started moving into other sharira are swabhava parivartana of purva sharira, bhakti (iccha) changes, indriya upataapa, balam hiyate, vyadhi apyaayante, dinaha, praanaan jahaati.

Manasa prakruti's:

Satvaadi prakrutis are said for the purpose of mano upachaara. Due to kalyanamsha, satva prakruti is said as shuddham & adoshajam. Due to roshamsha in raajasa prakruti, mohamsha in taamasa prakruti, both are said as sa doshaja prakrutis.

Satvika prakruti and their lakshanas:

o **Brahma satva lakshanas:** suchi, satya abhisandha, jitatma, gnana vignana sampanna, smritimantham, without kaama, krodha, lobha, moha, maana, irshyaa, harsha, aharsha; samam sarva buteshu.

o **Arsha satva lakshanas:** yagnya, adhyayana, vrata homa, brahmacharya param, athidhi vrata, upashantha mada, maana, raaga, dwesha, moha, lobha, rosha, pratibha, viganana, upadhaarana shakti sampanna.

o **Aindra satva lakshanas:** aishwarya vanta, yajjvaanam (yagnya), shuram, ojasvinam, tejasopetam, dharma artha kaama abhiratam.

o **Yaamya satva lakshanas:** asamprahaarya, smritimantam, vyapagata raaga, irshyaa, dwesha, moha.

- **Vaaruna satva lakshanas:** shuram, dheeram, shuchim, yajvaanaam, ambo vihaaram ratim.
- **Koubhera satva lakshanas:** dharma artha kaama nityam, suchi, sukha vihaaram, tyakta kopa prasadham.
- **Gandharva satva lakshanas:** priya nrutya, geeta vaaditra aalaapa, kaama nitya, anasuyakam.

Rajasa prakruti lakshanas:

- **Individuals with asura satva are:** shuram, chandam, asuyakam, aoupadikam (kapata), roudram, anukrodha, atma pujakam.
- **Individuals with rakshasa satva are:** amarsha yukta, kopa anubandha, kruram, ahaara rati matra ruchim, amisha priya tamam, swapna aayasa bahula, irshyum.

- o **Individuals with paisacha satva are:** stri rahasya kaama, asuchi, suchi dweshina, bhirum, bhishayitaaram, mahaa ashanam, vikruta cihaara aahara sheelam.
- o **Individuals with sarpa satva are:** kruddha shura, akruddha bhirum, samtrasta gocharam.
- o **Individuals with preta satva are:** ahara kaamam, ati dukha sheela, asuyakam, atilolupam, akarma sheelam.
- o **Individuals with shakuna satva are:** anushakta kaamaath, ajasra ahara vihara param, anavasthitam, amarshanam.

Tamasika prakruti lakshanas:

- o **Individuals with pashu satva are:** amedhasam, jugupsita achara-ahara, maithunam param, swapna sheelam.
- o **Individuals with maatsya satva are:** shuram, abuddham, lubdham, anavasthitha,

anushakta kaama krodha sarana sheela, toya kaamam.

o **Individuals with vaanaspathya satva are:** alasam, sarva buddhyanga hinam, kevalam abhivinistam ahare.

Anumiti gneya bhavas:

Moha, dvesha, upadhi in an individual are accessed by avignana, pratishedha (vyaavrutti), anubandha respectively. Manas, sthira matitvam, vashyata, amalam satvam, prithi, shraddha, sheela (sahajam vastushu raagam), hri (lajja), abhipraaya - ista aista - sukha dukha of an individual can be accessed by avyabhicharana, avibhrama (abhranthi), vidheya, abhava of rajah tamah vikaaraas, tosha, abhipraaya (abhyarthana), satata anushilana, apatrapana (lajjita), pariprashna respectively. Rajo guna in an individual is accessed by the sanghena (naaryaadi sanghena) present in the individual.

Krodhadi bhavas:

The following are few factors of manas like krodha, bhaya, vishaada, irshya, abyasuya, maatsarya, shokha, harsha, dainya, kaama, lobha which are analysed from the obtained literature. They are as follows:

Krodha:

क्रोधः प्रद्वेषो येन प्रज्वलितमिवात्मानं मन्यते

ch.su.7/27 chakrapani.

It is with abhidroha lakshana (with a pravrutti of parapeeda).

अभिद्रोहः परपीडार्था प्रवृत्तिः|

ch.vi.4/8 chakrapani.

Manasa doshas, mithya yoga of manasa karma, madhya induces the krodha. Adharma, anruta vachana increases it. It can be accessed by the tendency of abhidroha (affront / insult / injury) present in the individual.

Krodha as the cause:

It causes mano abhigatha / manasika vikaras, anna dushana, bahu samrambha, tandra, alasya, nirutsaaha, asamardatha sharira manasa chestanaam, nasta smriti, nasta buddhi, nidranaasha, sweda vaha srotho dusti, pitta vikruti, vata prakopa, rakta dusti, apasmara, unmada, trishna, arochaka, abhishangaja jwara, karshya, pratishyaaya, pandu, kshayaja klaibhya, dhatu kshayajanya sosha, vata rakta, pitta jwara, pitta atisaara, pittaja kasa, pittaja meha, pittaja shiroroga, pittaja gulma, pittaja hrudroga, pittaja arshas.

On association along with pragnyaparadha it leads to causation of nindita karmas by the person, annapaana along with it causes ajeerna & amautpanna though the annapaana is pathya & hita, maithuna in association with it causes shukra dusti. In garbhini, it is the cause for garbha sraava / antah mrita garbha / gives birth to chanda (kordhi), oupadikam(kapata), asuyaka sishu. In sutika it is the cause for sthanya dusti. Ati pravruddha of it causes swa jana / para jana upagatha. In sarpa, it causes ejection of sarva dehashrita visha.

Krodha as lakshana:

It is the lakshana in pittaja mada, pittaja unmada, unmada purva mrityu. Persons of matsya satva prakruti are krodha sheela.

Krodha as oushada:

It is the oushada in kaama jwara, bhaya jwara, shoka jwara, hikka vega nasha, atinidra.

Krodha contraindications:

It is not indicated in visarpa, nava jwara, garbhini (leads to sthira pusti garbha), visha peedita, vyaayama, chikitsa, vamana, virechana (if virechana is done the vega pravartana may not occur or occurs very hardly causing virechana ayoga doshas), to obtain samyak shuddhi in the individual (since, kaama vyaghra manas causes ayoga shuddhi due to vega vigaatha), manah shuddhi, moksha marga, during sandhaaya sambaahsa, before undertaking any work.

Krodha chikitsa:

It can be treated by kaama / kaamyai arthai, manognyai, pittagnai, sadh vaakhyai. Kruddha person is eligible for divaasvapna. Krodha vega dharana makes a person sukhi, fulfils dharma, artha and kaama, acquires punya.

Bhaya:

भयम् अपकारकानुसन्धानजं दैन्यम्

ch.su.7/27 chakrapani.

It is the miserable state, as perceived from the point of ill effects.

Manasa doshas, kupita vayu, mithya yoga of manasa karma, asamardatha, madhya sevana induces the bhaya. Anruta vachana increases it. It can be accessed by the vishaada (depression) present in the individual.

Bhaya as the cause:

It causes mano abhigatha / manasika vikaras, anna dushana, sadaatura, tandra, alasya, nirutsaaha, asamardatha sharira manasa chestanaam, nasta smriti, nasta buddhi, udaka & sweda vaha srotho dusti, vata vikruti, pitta vikruti, vata prakopa, apasmara, unmada, nidranasha, trishna, arochaka, abhishangaja jwara, pandu, kshayaja klaibhya, bija upagaathaja klaibhya, alpa maithuna shakti, kshaya, vaata mutra purisha vega samdhaarana janya sosha, dhatu kshayajanya sosha, bhayaja atisaara, tridoshaja atisaara, agantuja atisaara, vataja chardi, chardi in yakshma rogi, vataja shiroroga, raktaja gulma, hrudroga, urustambha.

On association with pragnyaparadha, it leads to causation of nindita karmas by the person, annapaana causes ama utpanna though the annapaana is pathya & hita, maithuna in association with it causes shukra dusti. In garbhini, it causes garbha sraava / antah mrita garbha. In sutika it is the cause for sthanya dusti. In hina bala persons it causes vishaada, murcha, bhrama, unmada / marana. Person consumes sheetaambu fastly along with bhaya causes kushta. In sarpa, it causes ejection of sarva dehashrita visha in alpa matra only.

Bhaya as lakshana:

It is the lakshana in ojo kshaya, vataja hrudroga, bhayaja jwara, bhaya janya vyadhi, unmada purva mrityu.

Bhaya as oushada:

It is the oushada in atinidra, in mano buddhi samvejanam(udevjanam) in making manah prakrutim, hikka vega nasha, it's a adravyabhuta chikitsa.

Bhaya contraindications:

It is not indicated in / for visha peedita, vyaayama, is not indicated in virechana (if virechana is done the vega pravartana may not occur or occurs very hardly causing virechana ayoga doshas), to obtain samyak shuddhi in the individual (since kaama vyaghra manas causes ayoga shuddhi due to vega vigaatha), manah shuddhi, moksha marga.

Bhaya chikitsa:

Bhaya / bhaya janya vikaaras are treated by dhanda daarana, asava, sura, yuktya (vidhi purvaka) madhya sevana / madhya anupaana. Bhayaja jwara is treated by kaama / krodha, ashvasana, ishta labha, vaayoh prashamana, harshana. Bhaya vega dharana makes a person sukhi, fulfils dharma, artha and kaama, acquires punya / being association with the persons of gata vyadha (bhayaadi) causes sukha. Bhaya yukta person is eligible for divaasvapna.

Vishaada:

The state of mind where an individual donot initiate any kind of activity, due to fear of not achieving the target (asiddhi bhaya).

Stri prasanga during samsarjana karma, hina satva bala person on hearing stories of roudra, bhairava, dwista, bhibatsa, vikruta / on facing bhaya, shoka, lobha, moha, mada / on sight of pashu mamsa shonitha, purusha mamsa shonitha induces the vishaada.

It is a vataja naananatmaja vikaara. Based on it, one can access the bhaya (fear) present in the individual. Being without vishaada (avishaada), makes one to understand about dhairya (patience / firmness / courage / bravery).

Vishaada as the cause:

Vishaada causes roga vardhanam, mano abhigatha / manasika vikaras, anna dushana.

Vishaada as lakshana:

It is the lakshana in vataja jwara, vishavega avarodha janya upadrava. Tyakta vishaada is found in satva saara purusha and prasava hetu souhrudha upacharika stri.

Vishaada contraindications:

Vishaada is not indicated in / for hina bala rogi chikitsa / stri roga chikitsa i;e. Avishaadakara oushadhi is to be used, is not indicated in virechana (if virechana is done the vega pravartana may not occur or occurs very hardly causing virechana ayoga doshas), to obtain samyak shuddhi in the individual (since, kaama vyaghra manas causes ayoga shuddhi due to vega vigaatha).

Irshya:

समाने द्रव्ये परसम्बन्धप्रतिषेधेच्छा ईर्ष्या ॥

ch.su.7/27 chakrapani

Desire of denying the similar materials in relation with another. Unable to tolerate the para-utkarsha (the other improving in life), para-sampath (other's belongings).

Manasa doshas, mithya yoga of manasa karma induces the irshya.

Irshya as the cause:

It causes mano abhigatha / manasika vikaras, anna dushana, manasika vikaras, dhatu kshayajanya sosha, pittaja atisaara.

Irshya in association with pragnyaparadha leads to causation of nindita karmas by the person, annapaana causes ama utpanna. In garbhini, it causes garbha sraava / antah mrita garbha / gives birth to irshyaa rati garbha.

Irshya as lakshana:

Niyantrita irshya is the lakshana of hita ayu purusha.

Irshya contraindications:

Irshya is not indicated in virechana (if virechana is done the vega pravartana may not occur or occurs very hardly causing virechana ayoga doshas), to obtain samyak shuddhi in the individual (since, kaama vyaghra manas causes ayoga shuddhi due to vega vigaatha), manah shuddhi, moksha marga.

Irshya chikitsa:

Irshya / irshya janya vikaaras are treated by irshya vega dharana makes a person sukhi, fulfils dharma, artha and kaama, acquires punya. Sadvritta regarding irshya is said as 'hetou irshyaa phale na irshyaa' i;e. One may have irshya regarding the kaarana (ex- how a person became rich - an inspirational approach) but one should not have irshya regarding the kaarya (ex- thought of taking away riches of other / destruction of riches of other – a negative approach).

Asuya:

It is finding faults in the gunas of other through minute observation. Garbhini with krodha is the cause for asuyaka sishu.

Asuya as the cause:

It causes pittaja arshas, mano abhigatha / manasika vikaras, anna dushana. In garbhini, it causes garbha sraava.

Asuya as lakshana:

It is the lakshana in jwara samaanya purvarupa, asura satva, preta satva.

Asuya contraindications:

It is not indicated in virechana (if virechana is done the vega pravartana may not occur or occurs very hardly causing virechana ayoga doshas), to obtain samyak shuddhi in the individual (since, kaama vyaghra manas causes ayoga shuddhi due to vega vigaatha), vaidya acharya who does adhyaapana vidhi / guides shishyas, during sandhaaya sambaahsa, chikitsa.

Maatsarya:

It is para guna asahisnutvam along with krodha.

Maatsarya as the cause:

Matsarya causes mano abhigatha / manasika vikaras, anna dushana.

Maatsarya as lakshana:

It is the lakshana in vataja unmada.

Maatsarya contraindications:

As per the guidelines of acharya, a shishya should avoid matsarya. It is not indicated in virechana (if virechana is done the vega pravartana may not occur or occurs very hardly causing virechana ayoga doshas), to obtain samyak shuddhi in the individual (since, kaama vyaghra manas causes ayoga shuddhi due to vega vigaatha).

Harsha:

हर्षस्तु प्रीतिविशेषो मन-उद्रेककारक इत्युक्तं भवति| ch.vi.4/8 chakrapani

आमोदो हर्षः|

ch.chi.24/62-67 chakrapani
It is a kind of pleasure causing mano udreka or without any cause finding faults in others and acquires pleasure to self. It also denotes acceptance.

Manasa doshas, kupita vayu, deha bala, satva bala, tatva avabodha, dharma kriya acharana, nirmala ambhara dhaarana, ratna abharana dhaarana, vajikarana, vasti, suraa, sidhu, arista, madhu, madheera, asava, induces the harsha. It is the vata karma. It is one of the sadvritta to be adopted. Shukra pradoshaja causes aharshana vikaara. Katu, tikta rasa atisevana causes glaapayati (harsha kshaya). It can be accessed by the amodhena (rejoice / pleasure / delight / cheerfulness) present in the individual.

Harsha as the cause:

It causes prinanam, maithuna shakti, shukra prerana – pravrutti into shukravaha srotas, apasmara, unmada, kaphaja jwara, ati harsha causes atiprasanga with the stri, aharsha yukta maithuna causes the birth of nara / naari shanda, garbhini with manda harsha causes the birth of irshyaa rati garbha. Presence of harsha makes an individual eligible to undergo maithuna. Harsha in association with moha during maithuna causes dwajopagaatha klaibhya.

Harsha as lakshana:

It is the lakshana in twak saara purusha, bala vruddhikara bhaavas, sadhyo anugata garbha, jwara (harsha hraasa), mada, madhya vibhrama, vidhi vat peetha madhya, pratyaakhyeya vyadhi (harsha udrekam / outsukhyam), kaphaja grahani (strishu aharshanam), bija upagaathaja klaibhya (alpa harsha).

Harsha as oushada:

It is the oushada in atinidra, arochaka, kaama jwara, shokha jwara, bhayaja jwara, agantu atisaara, dwistartha samyoga janya chardi, yakshma, madaatyaya, shankha visha, in mano buddhi samvejanam(udevjanam) in making manah prakrutim, hikka vega nasha, it's a adravyabhuta chikitsa.

Harsha contraindications:

It is not indicated before undertaking any work.

Shokha:

शोकः पुत्रादिविनाशजं दैन्यम्

ch.su.7/27 chakrapani

It is the miserable state, as perceived due to putraadi vinasha.

Manasa doshas, kupita vayu, mithya yoga of manasa karma, madhya sevana induces the shokha. Adharma kriya acharana, anruta vachana increases it. It can be accessed by the dainya (depressiveness / miserableness) present in the individual.

Shokha as the cause:

It causes mano abhigatha / manasika vikaras, anna dushana, soshanaanaam, bashpa bahulam, tandra, alasya, nirutsaaha, asamardatha sharira manasa chestanaam, nasta smriti, nasta buddhi, sweda vaha srotho dusti, vata vikruti, pitta vikruti, vata prakopa, anantavaata, apasmara, unmada, tandra, trishna, arochaka, abhishangaja jwara, karshya, pandu, kshayaja klaibhya, bija upagaathaja klaibhya, alpa maithuna shakti, kshaya/, dhatu kshayajanya sosha, vataja jwara, shokhaja atisaara, tridoshaja atisaara, agantuja atisaara, vataja chardi, vataja meha, vataja shiroroga, vataja gulma, vataja hrudroga, vataja arshas.

In association with annapaana it causes ajeerna & ama utpanna, though the annapaana is pathya & hita, maithuna in association with it causes shukra dusti. In nitya shokha garbhini, it causes garbha sraava / antah mrita garbha / gives birth to bheetopachita, alpaayu sishu. In sutika it is the cause for sthanya dusti. In hina bala persons it causes vishaada, murcha, bhrama, unmada / marana. Nasya administration to an individual with shokha induces jwara & shoka tapta produces ushma which reaches netra nadi causing timira.

Shokha contraindications:

It is not indicated in / for garbhini, vrana ropana, vyaayama, maithuna, chikitsa arha, vamana, nasya, inducing shodhana in rakta pitta, virechana (if virechana is done the vega pravartana may not occur or occurs very hardly causing virechana ayoga doshas), to obtain samyak shuddhi in the individual (since, kaama vyaghra manas causes ayoga shuddhi due to vega vigaatha), manah shuddhi, moksha marga.

Shokha chikitsa:

Shokha / shokha janya vikaaras are treated by asava, sura, yuktya (vidhi purvaka) madhya sevana / madhya anupaana. Shokaja jwara is treated by kaama / krodha, ashvasana, ishta labha, vaayoh prashamana, harshana. Shokha vega dharana makes a person sukhi, fulfils dharma, artha and kaama, acquires punya / being association with the persons of gata vyadha (shokhaadi) causes sukha. Shokha yukta person is eligible for divaasvapna.

Dainya:

It is the klista chittata (complex thoughts).

Kupita vayu induces the dainya. Based on it, one can access the shokha present in the individual.

Dainya as cause:

It causes mano abhigatha / manasika vikaras, anna dushana.

Dainya as lakshana:

It is the lakshana in kshata ksheena.

Dainya contraindications:

It is not indicated in virechana (if virechana is done the vega pravartana may not occur or occurs very hardly causing virechana ayoga doshas), to obtain samyak shuddhi in the individual (since, kaama vyaghra manas causes ayoga shuddhi due to vega vigaatha).

Kaama:

It is indriya arthesu abhikaamksha.

Manasa doshas induces kaama, anruta vachana increases it, knowledge of sukshma avasthas of manas & manasa vega dharana fulfills the kaama.

Kaama as the cause:

Kaama causes mano dushana, mano vighaata, chitta upatapta kara, manasika vikaras, anna dushana, sukha

& dukha, vata vikruti, pitta vikruti, apasmara, unmada, abhishangaja jwara, pandu,

Kaama in association with moha during maithuna causes dwajopagaatha klaibhya, annapaana along with it causes amautpanna, though the annapaana is pathya & hita. Kaama jwara / kaama janya vyadhi induces dhyaana bahulam / nishvaasa bahulam.

Kaama as lakshana:

It is the lakshana in, to be present in vidyarthi (for adhyaayana abhikaama artha vignane), pittaja pandu (stri kaamata).

Kaama as oushada:

It is the oushada in krodha jwara, bhaya jwara, shoka jwara. Sevana of hita kaama & anupasevana of ahita kaama causes mano chikitsa.

Kaama contraindications:

Kaama is not indicated in virechana (if virechana is done the vega pravartana may not occur or occurs very hardly causing virechana ayoga doshas), nasya (by sneha madhya toya pathum kaamaah, if nasya is done it causes shirorogas), to obtain samyak shuddhi in the individual (since, kaama vyaghra manas causes ayoga shuddhi due to vega vigaatha).

Kaama chikitsa:

Kaamaja jwara is treated by ashvasana, ishta labha, vaayoh prashamana, harshana, krodha.

Lobha:

लोभः परस्वग्रहणाभिलाषः / विषये sनुचिता

प्रार्थना   ch.su.7/27 chakrapni.

Manasa doshas, mithya yoga of manasa karma, parigraha, induces the lobha. Adharma increases it.

Lobha as the cause:

It causes mano abhigatha / manasika vikaras, anna dushana, abhidroha, sadaatura, tandra, alasya, nirutsaaha, asamardatha sharira manasa chestanaam, nasta smriti, nasta buddhi, apasmara, unmada, arochaka.

On association with pragnyaparadha it leads to causation of nindita karmas by the person, annapaana along with it causes ajeerna & amautpanna though the annapaana is pathya & hita. In hina bala persons it causes vishaada, murcha, bhrama, unmada / marana. Ati pravruddha of it causes swa jana / para jana upagatha. Abhidroha & moha in association with it gives origin to 8 vyadhis said in nidana sthana i;e. Jwara, rakta pitta, gulma, prameha, kusta, sosha, unmada, apasmara.

Lobha as lakshana: It is the lakshana in vataja unmaada (alabeshu abhyavahaareshu lobascha, labeshu cha avamaana).

Lobha contraindications:

It is not indicated in virechana (if virechana is done the vega pravartana may not occur or occurs very hardly causing virechana ayoga doshas), to obtain samyak shuddhi in the individual (since, kaama vyaghra manas causes ayoga shuddhi due to vega vigaatha), manah shuddhi, moksha marga.

Lobha chikitsa:

Lobha vega dharana makes a person sukhi, fulfils dharma, artha and kaama, acquires punya. Alobhatvam is the prakruta karma of kapha, so keeping kapha in the state of prakruti makes one nirlobha.

Manah shuddhi:

Guru seva, agni upacharya, dharma shastra anusarana with sthira chitta & kriyaapalana, sajjana seva, tyakta dusta, seeing / feeling onself in others, tyakta stri smarana vichara prarthana, parigraha tyaaga, tyakta tandra nidra alasya, virakta indriya sukha dukha, hita ahita vichara, avichalita by (shoka, dinata, maana, udvega, mada, lobha, raaga, irshyaa, bhaya, krodhadi, ahamkaara etc.); mukta from sharira - manasa chinta, manah utsaham, pragnyaa samchaya, niyamana of indriyas & manas in atma. All these are the cause for making manah shuddhi.

Manasa vyadhi chikitsa:

It is done by gnana, vignana, dhairya, smriti, samadhi. Samaadhaana lakshana is said as nirajas tamas kasya manasaa atmani samyak aadhaanaath.

Adravyabhuta chikitsa includes bhaya darshana, vismaapana, vismaarana, kshobana, harshana, bhatsrana (ninditam kuru), vadha, bandhana, swapna, samvaahana etc. amurtha bhava visesha's.

Daivya vyapashraya chikitsa includes mantra, oushada, mani, mangala, bali, upahaara, homa, niyama, vrata, praayaschitta, upavaasa, swasthyayana (swasthivaachana), pranipaata (reverence / submissive), gamanaadi (deva teerdhadi gamanam).ksheera (milk) causes manaskaram.

The following measures preserve the normality of manas & protect it from abnormality:

Tyajya pragnyaparadha (performing proper actions after repeated examination of hita & ahita by buddhi), manasika vega dharana (i; e. Dhaarana of lobha, shoka, bhaya, krodha, maana, nirlajja, irshya, ati-raaga, abhidhyaa) by which an individual becomes sukhi, fulfills dharma, artha, kaama & acquires punya. Indriyopashama (satmya indriya artha samyogena), smriti, atmaadi vignanam (atma, desa, kula, kaala, bala, shakti) (habitual use of agents that are viparita to the gunas of desha, kaala & atma), sadvritta anuvartana, tadvidya seva, tri varga anvekshana (sevana of hita dharma, artha, kaama & anupasevana of ahita dharma, artha, kaama), trividha oushada {(daiva vyapashraya, yukti vyapashraya, satvaavajaya (mano nigraha from ahitakara vishayas)}.

Relation between manas and arogya:

A person is said to be arogya by the sign of sukha. Mano buddhi indriya sharira tushti is the sukhavaapti lakshana. Individuals with sukha ayu are with absense of mano sharira rogas and possessed with gnana & vignana. Individuals with hita ayu desires for the hita of others, are with gnana & vignana, does trivarga sevana; niyantrita vegas of raaga, rosha, irshya, mada, maana; tatpara in tapah, gnana, prashama nityasya (shanti margas), adyatmika vidya (atmaadi swarupa); smritimanta; sadaa vividha daana pradhana parasya.

Satya vaak, bhute dayaa, devatarchanam, sadvrittischa anuvrittam, atma suraksha upayaani (shanti mantraadi) are said for ayuh paripaalanaartham; satvavaan person who donot consume aamisha / madhya

& is suchi, hitaashi is not affected by nija & agantuja unmade; ahimsa is pranavardhanaanaam, veeryam (utsaaha) is balavardhanaanaam, vidya (yoga vidya) is bhrimhanaanaam, indriya jayo is nandanaanaam (shreya samruddhi jananaanaam), tatva avabodha is harshanaanaam.

A parikshaka person (vignyata): hitam eva anurudyate, possesed with buddhi, smriti, dhruti, dhairyam. Loukika purusha (agnya) are rajo moha ashritam and priyam eva anurudyate.

Niroga avastha is acquired by matir, vahah & karma - which are sukhanubandha, vidheyam, vishadaa - cha buddhi, gnana tapah tatparata cha yoge, hita ahaara vihaara sevi, samikshakaari, vishayeshu aasaktah, daataa, samah, satyaparah, kshamaavaan, aptopasevi.

Individuals on association with bala vruddhi kara bhavas are with satva sampath, samharsha; sama pramana sharira acquires sukha & istaa apare bhaava (other desires). Individuals possessing satmya bala are kleshasaha whereas satmya alpa bala are alpa kleshasaha. Upon association with people of satvika guna, having bhaktih vaidya dwijaatishu, na nirvedha (without vedana), achieves mahat sukham, ista bhavaan, shubha bhaavaan & arogya.

Vaidya on entering into atura gruha if finds mano anukula annapaana, manognyasya annapaana it indicates the vyadhita purusha has possibility of attaining arogya.

Individuals with baala vayah are akleshasaha, prayena anavasthitha satvam.

Madhyam vayah are present with grahana, dhaarana, smarana, vignana, avasthitha satvam. Jeerna vayah are seen with kramena heeyamaana grahana, dhaarana, smarana, vignana. Ayu kshaya is seen with manobala kshaya, either sleeps always / wakes always.

Hina bala rogi chikitsa / stri roga chikitsa is done by avishaada kara (sahrira manaso aglaani karam) oushadhi, avibhrama utpanna oushdhi.

Relation between manas and dukha:

Vikara denotes sign of dukha. Vyadhi lakshana is 'vividham dukham adadaathi iti vyadhi'. Roga adhistana / samnyaasa vyadhi adhistaana is manah & sharira. Pratyakhyeya vyadhi lakshanas are outsukhya (harsha udrekam), arati (anavasthana), sammoha (manaso moha).

Atma, indriya, mano, buddhi, gocharam (indriya artha), karma (purvajanma kruta karma) causes sukha or dukha to individual, manas / manasa sparsha causes anubhava / pravartana of sukha dukha rupa vedana. Sukha & dukha causes trishna rupa iccha dwesha & viceversa.

Ayoga / atiyoga / mithya yoga of indriyas with their arthas causes dukha.

Sama yoga of indriyas with their arthas induces sukha. Upadha (trishna, raaga, dwesha) / moha, iccha, dwesha karmas are the mula kaarana to (pravrutti) dukha & dukha ashrayi bhuta (sharira). Dhi, dhruti, smriti vibhramsha; kaala karma samprapti; asatmya arthaagama are the 3 causes for dukha. Atatvaabhinivesha (lack of right undersatnding) is a manasa vikaara, said as mahagada, it is the cause for sarva samsaarika dukha.

Seeing sarva bhaavaan, sarvadaa sarva avasthaasu of oneself in loka & vice versa causes non samyoga of sukha dukha to shuddha manah. Sarva samnyaasa (the best path), yoga & moksha achieve sukha / vedana nivrutti. An individual attains sukha by shamam (shanti) & adhyayana (veda adhyayana).

Relation between manas and atma:

Chetana is said to be the dharma of atma. Lakshana of atma is to be always associated with atindriya, atisukshma rupai indriyai, karma, mano mathibhyaam, ahamkaara vikaara doshai. Manaso gati, iccha, dwesha, sukham, dukham, prayatna, chetana, dhruti, buddhi (uhaa apoha gnanam), smriti, ahamkara are the signs that tells about presence of atma. Atma provides chetana to the achetana manas / causes kriya pravartana of manas, niyamana of dhruti. Individual alone is the cause for sukha & dukha, tamah (moha), vignanam, aishwarya, moksha, marana, yoni gamana, devadi apachita (pooja) & hitaanaam upasevanam / devadi apoojanam & ahitaanaam upasevanam. Rashi purusha is with the association of karmaphala, gnana, moha, sukha, dukha, jivitam, marana, svata (mamatha).

Atmaadi chatushtaya sannikarsha (atma + indriya + mano + artha) / karanas (mano, buddhi, indriyas) on association with atma / anupahata satva & buddhi / sparsha (indriyaka sparsha & manasa sparsha) causes gnana. Samayoga of gnana, artha & kaala are the cause for prasanna (mukta) from the rogas. Sankshipya indriyani, sankshipya manah chanchalyam & making manah as atma leena is the cause for apratihata gnana of all bhaavas (atma gnana). Satva vruddhi induces vishuddha gnana. Vishuddha gnana is the cause for raajasa taamasi kaarane jayam / arogyaadi rupa / samagra sukha of dwayashrayam (manah & sharira). Raajasa taamasi kaarane jayam causes prakruti purusha viveka gnanam. Prakruti purusha viveka gnanam / samyak gnana / satyaabuddhi (tatva gnana) induces sharira mano brimhanam, sukha marga pravrutti, moksha, achieves all the siddhi's by a yogi purusha. The vignana present in an individual can be understood by his vyavasaaya (work). Without any prabhava by iccha or aniccha parvrutti is the lakshana of swatantra atma. Such a vashi (sweccha aadheena pravrutti) atma takes away manas from anista vishayas, does tyaga of all types of origins of shubha ashubha phala & guides towards moksha.

Relation of manas with gnana agnana:

Mano anavasthana / chetas (manas) upahata / ayoga (vaimalyath) of karanas (mano, buddhi, indriyas) with atma causes gnana apravartana / pratyaksha gnana badhakam.

Agnana / avignana / wothout tatwa gnana is the cause for association of manas with rajas, tamas & all doshas, jagath, dukha marga pravrutti, samagra dukha of (dwayashrayam i; e. Manaha sharira) / vyadhi rupa.

Vignanam is said as best among the oushadhi's.

Relation of manas with buddhi:

Samyak yoga of manas with the indriyas is the cause for buddhi apyayana, tadvidya sambasha increases it. Buddhi causes karana (indriya, mano, buddhi & ahamkaara) vyaapaara, samshaya nivaarana, uha apoheshu eka kaarana gamana. Dhruti is the cause for niyamana of manas from ahita arthas / manaso achanchalyam, in an individual it can be accessed by aloulyam (without selfish desire). Uttama pragnyaa (dhi, dhruti & smriti) / satya buddhi (yadartha gnana or samyak gnana) causes abhava of the relation between sharira and manas / moksha.

Atiyoga of manas with the indriyas causes buddhi upagaatha. Individual with dhi (buddhi) vibhramsha cannot differentiate nitya & anitya, hita & ahita; with dhruti bhramsha are unable to niyamana of manas from ahita arthas (vishaya pravanam); with smriti bhramsha are present with loss of tatva gnana. Asatmya indriya artha samyoga, pragnyaaparadha, parinaama are the cause for vitiating manasika doshas (rajah & tamah). Pragnyaparadha (dhi, dhruti, smriti vibhramsha) / pragnyaa viparyaya is the cause for vikruta indriya artha grahana / ayadartha gnana /

vishama gnana, adharma acharana, ashubha karma & purva kruta asat karma / vishama rupa karma pravrutta (pragyaparadha upon association with irshya, abhimaana, bhaya, krodha, lobha, moha, mada, bhrama cause for nindita karmas), all the vyadhi utpatti (manasika vikaras that produced from irshya, shokha, bhaya, krodha, maana, dwesha etc.), dukha.

Relation between manas and smriti:

Jwara which is also said as maha moha causes nashta smarana of prakdaihika karmas / manas on avruta causes nasta smriti of purvajanma kruta karmas. An individual's smriti can be accessed by the smarana shakti.

Satva anubandhaath, gnana yogaath (tatwa gnana), sataam upaasanam samyak, asataam parivarjanam, brahmacharya, upavaasa, niyaamascha, dhaaranam dharma shastraanaam vignanam, vijane (lonely) ratih, vishayeshu aratih, mokshe vyavasaayah, paraa dhrutih induces / enhances smriti.

Shuddha satva guna causes the smriti of purvajanma kruta karmas. Tatwa smriti lakshana is yadartha smarana. Tatva smriti makes an individual to adopt moksha upayas / dukha nasha & it is the best moksha marga.

- o Go ghrita causes alakshmi nasha, smriti and buddhi vardhanam,.
- o Vyoshadi sattu induces 'smriti buddhi cha vardhate'.
- o Haritaki causes buddhi indriya bala pradam, jayeth smriti & buddhi pramoha.

Relation of manas with dharma adharma:

Dharma artha & kaama causes both sukha & dukha; manas along with its doshas and balavat karmas direct an individual towards dharma adharma pravrutti; sama dharma is the cause for nivrutti (arogya).

Tyakta sadvritta paalana leads to adharma. Adharma kriya acharana leads to vikaara yukta pravrutti / papa karmas and ati-pravruddha lobha krodha moha maana shoka. Ashubha karmas cause sarva dosha prakopa (shariradi, manasika doshas). Adharma & purva kruta asat karma causes vayuh aadi vaigunya.

Lakshanas of people in aadhi kaala: satyaarjava, anrushamsya, daana, dama, niyama, tapah, upavaasa, brahmacharya vrata paraa; vyapagata bhaya, raaga, dwesha, moha, lobha, krodha, shoka, maana, roga, nidra, tandra, shrama, klama, alaasya, parigraha. In the later kaala's those lakshanas got reduced.

Individuals in vikruta desha are found with tyakta -- dharma, satya, lajja, achaara, sheela; and are present with sambhrama, udvega, traasa janya rudana (ruditam).

Ati adhaanaath causes sharira gowravam, sharira gowaravam causes alasya, alasya causes samchaya, samchaya causes parigraha, parigraha causes lobha, lobha causes abhidroha, abhidroha causes anruta vachanam, anruta vachana causes the pravrutti of kaama, krodha, maana, dvesha, parushya, abhighata, bhaya, taapa, shoka, chintha, udvegaadi.

Relation of manas with moksha:

Moksha lakshana: rajah tamah abhaavaat, balavat karma samkshayaath, sarva samyogai viyogaha (sharira buddhi ahamkaaradi bhihi).

Yogi purusha lakshanas: chetaso gnanam, atindriya dristi, atindriya shravanam, sarva bhava tatva smriti, amaanushi kanthi.

Moksha swarupa paryaaya's: nivruti / apavarga / param / prashantam / aksharam / brahma / vipaapa / viraja / avyaya / amruta.

Moksha prapti upaayaas:

Sataam upaasanam samyak, guru seva, sajjana seva, seeing / feeling oneself in others, agni upacharya, asataam parivarjanam, tyakta dusta, tyakta stri smarana vichara prarthana, parigraha tyaaga, tyakta tandra nidra alasya, virakta indriya sukha dukha, mukta from sharira - manasa chinta, manah utsaaham, brahmacharya, dharma shastra anusarana with sthira chitta & kriyaapalana, upavaasa niyaamascha dhaaranam dharma shastraanaam vignanam, vijane (lonely) ratih, vishayeshu arati, hita ahita vichara, mokshe vyavasaayah, paraa dhrutih, pragnyaa samchaya, karmanaam asamaarambha, krutaanaam cha parityaagaha, naishkramyah, sambhoge bhaya darshanam, avichalita by (shoka, dinata, maana, udvega, mada, lobha, raaga, irshyaa, bhaya, krodhadi, ahamkaara etc.); niyamana of indriyas & manas in atma / mano buddhyor atmani samadhaanaath (for all the prani's in janmantaras and in present life that which is shreya & which is shresta kalyanakam to moksha, all those are established in the manah samaadhi / samaadhaanaath.

During yoga, manas becomes atma niyantrita (manasah vashitvam upajayate) by atmaste manasi sthire (manasi kevala atma gnanaste), manasi vishaya nivrutte (non-initiation of manas towards vishayas) i; e. Kriya rahita of manas, there by sharira, indriya & manas get vashibuta to atma.), artha tatva parikshanam tatva smriter. Brahmacharya is best among the moksha margha sadhanas.

Relation of manas with tridoshas:

Vata:

Atma rupa of vata is anavasthitatvam; karmas of vata are saada (avasaada = depression), harsha. Prakruta vayu causes niyanta praneta cha manasa, gnana utpatti. Individuals with vaata prakruti are shruta graahino, alpa smritayah, sheegra kshobha, sheegra vikaara, sheegra traasa, sheegra raaga, sheegra viraagah.

Kaama, shoka, bhaya, krodha, chinta are the cause for vata vikruti / prakopa. Tamah, bhrama, vishaada, aswapna, anavasthita chitatwam are vataja nanatmaja vikaras; prakupita vayu causes upagatha of sukha ayu; manovyaharshayati; bhaya, shoka, moha, dainya, murcha, bhrama; pranavruta vyana causes sarvendriyaanam shunyatvam, smriti kshayam. Apanavruta udaana causes moha. Samanaavruta vyana causes murcha, tandra. Vata kupita janya vata vikaras in vataja purusha leads to upagatha of sukha, ayu which are treated by vitraasana, vismaapana, vismaarana.

Pitta:

It causes shourya - bhaya, krodha - harsha, moha - prasada, etc. dwandwaja lakshanas. Individuals with pitta prakruti are klesha asahishnavo, madhyama gnana, vignana.

Kaama, shoka, bhaya, krodha causes for pitta vikruti / prakopa. Pittaja nanatmaja vikara is atrupti; pittaja prakopa causes mada, bhrama; pitta avruta vata causes bhrama, tamah; pittaavruta prana causes murcha, bhrama. Pittaavruta samana causes murcha; pittavruta beshaja causes trit, moha, bhrama, murcha. Pitta kupita janya pitta vikaras in pittaja purusha leads to upagatha of sukha, ayu which are treated by shruti - which is sukha, mridu, madhura, manoanugunam; geeta vaadhitraanaam cha shravanam, shravanam cha abhyudayaanaam; suhrudbhi samyoga; ramyaanaam cha upavanaanaam sukha shishira surabhi maaruta upahitamaana upasevanam.

Kapha:

Prakruta kapha karma causes manah prasaada, kshama (sahishnuta), dhruti (manaso achanchalyam), alobhatvam. It causes gnana - agnana, buddhi – moha. Individuals with kapha prakruti are shantha, vidyaavantha.

Kaphaja nanatmaja vikaras are tripti, tandra, nidraadhikya; kapha prakopa causes alasya. Kapha kupita janya kapha vikaras in kaphaja purusha leads to upagatha of sukha, ayu which are treated by sukha pratishedhascha (avoid sukha) which achieves sukha (benefit) to the person.

Vata kshaya & pitta kapha vruddi induces mada; kapha kshaya & vata pitta vruddi induces bhrama; vata pitta kshaya & kapha vruddi / vata kapha kshaya & pitta vruddi induces murcha; pitta kapha kshaya & vata vruddi induces sangyaam pranashayati.

Relation of manas with dhatu:

Individual with twak saara lakshanas possess with sukham, buddhi, vidyaa, praharshana. Ashraddha, tandra, tamaha are rasaja pradoshaja rogas. Twak ashrita vayu chikitsa is by hrudyam cha annam.

Rakta saara lakshanas possess with sukham, manasvitvam, klesha ashishnutvam. Vishuddha rakta purusha is with prasanna indriya, indriya arthaan icchanta, sukhanvitam. Bhuktvaa divaa svapataam, krodham, samtaapa causes raktha dushti; raktaja vyadhi's include krodha prachurata, buddeh sammoha, mada, kampa, tandra, nidra atiyoga.

Mamsa saara lakshanas possess with kshamaam, dhrutam, vidhyaam, sukham, arjavam (frankness), aloulyam.

Medho saara lakshanas possess with sukham, arjavam. Asthi saara lakshanas possess with mahotsaaha, kleshasaha.

Majja saara lakshanas possess with shruta (shaastra gnana), vignana, sammaanabaajo. Bhrama, murcha are majjaga pradoshaja rogas.

Shukra saara lakshanas possess with sukha, sammaanabaajo. Aharshanam is a shukraja pradoshaja roga. Shukra gata vayu chikitsa is by harsho annapaanam.

Sarva saara yukta individuals are parama sukha yukta, kleshasaha, kalyana abhiniveshina, sukha upabogha, sammanabaajo. Dhatu saamya causes mano buddhi indriyaanaam avyaapatti.

Relation of manas with srotas:

Chintyaanaam cha ati chintanaath causes rasavaha srotho dushti; bhaya causes udakavaha sroto dushti; krodha, shoka, bhaya causes swedavaha sroto dushti.

Relation of manas with madhuradi rasa:

Madhura rasa causes shad indriya prasadana, murcha prashamana. Amla rasa causes mano bhodana. Atisevana of lavana rasa causes murcha, samgnya nasha; katu rasa causes glapana (harsha kshaya), saadayati, murchayati, tamayati, bhramayati; tikta rasa causes glapayati (harsha kshaya), mohayati, bhramayati; tikta rasa causes murcha shamakam. Kashaya rasa causes tarshayati, apatanaka vyadhi.

Relation of manas with ahara:

Individuals consume ahita ahara due to moha / indriya vasham, being under the control of the senses makes onself to choose ahita ahaara. Being under the control of self consciousness (chetana yuktam) and then using the buddhi to choose the right food makes one to attain arogya.

(atmaste manasi sthire) it means the kriya of manas done being in consciousness (chaitanya / atma), this makes one to attain sukha marga pravartana.if at all person is mano vashi rather than atma vashi the person gets prone to vikaras.

Ahara vidhi vidhana is said as ista dese, ista sarva upakarane, tan manah bunjitha (na anya manaso), atmanam abhisamiksha. Tripti is best guna among the ahara gunas.

Ahara with manaso arthaanukulyadi provides tushti, urjaa, ruchir balam. Annam induces sukham, pratibha (pragnyaa), medhaa (dharanavati dhee). Ista (hitam & priyam) varna, ista gandha, ista rasa, ista sparsha of annapaana causes prinanam (prinana of deha, gandhaadeen, ghraanaadeen, indriyaani), prana samgyakam, satvam urjayati (mano balam karoti). Matravat sevita ahara induces prinanam indriyaanaam; sukha anuvrutti in (sthaana, aasana, shayana, gamana, uchvaasa, prashvaasa, haasya, samkathaa).

Dvesha (bhakta dwesha) causes bhaktasya anashana (disinclination for food). Ahara which is taken at anista desha / that which is priyam but ahitam due to moha (agnana) or raagaadi causes manovighaatakara bhaava utpanna / udarka asukham (uttarakaalina dukha rupa). Alpa matra sevita ahara causes mano buddhi indriya aghaatakaram; viruddha ahara causes unmada, murcha, mada; para agaathanam causes anna ashraddha jananaanaam.

If a person takes annapaana with manasa upaghata prabhava by kaamaadibhi (kaama, krodha, lobha, moha, irshya, hri, shoka, maana, udvega, bhaya) or on association with chintha, shoka, dukha, shayyaa prajaagarana, it causes anna dushana / ama utpanna / ama prakopa / ajeerna though the food taken is matravat & pathyam.

Manasah priyam ahara is pathya lakshana. Apriyam is apathya lakshana. If pathya is dveshyam to consume, then one should make such pathya into priyatvam using kalpana.

Relation of manas with vihaara:

Dharma acharana, sadvritta paalana, dharana of manasa vegas, dinacharya paalana, etc. keeps the health intact.

Dinacharya:

Gandha mala nishevanam induces soumanasyam; nirmala ambara dharana & ratna abharana dharana induces harshana / praharshana; danda dharana removes bhaya.

Vyayaama:

Indivuduals with krodha, shokha, bhaya are not advised to do vyaayaama. Ati-vyayaama causes klama. Vyayaama induces dukha sahishnuta.

Vega dharana:

Kshudha vega, ashru / bhashpa vega dharana causes bhrama; nidra vega dahrana causes tandra.

Sadvritta: Person desirous of their welfare should do smarana and acharana of sadvritta.

Sadvritta acharana include:

Person should be with sumanah, raaga dwesha rahita, na ati-uchrita satva, brahmacharya, gnana, daana, maitri, kaarunya, harsha, upekshaa, prashama para (shantha chitta), hrimaan, dhimaan, vinaya, buddhi, follow the sajjana buddhi dipaka, leave adharmika nasthika buddhi, sarva pranishu bandhu boota, hetou irshya - phale na irshya, nis-chinta, na sarva kaala vichari, donot be in shoka, na chanchala manase anubrameth, nir-beeka, na bayam utpaadayeth, bhitanaam ashwasayitha, na adheera, adopting shreyaskara marga without any fear (traasa), donot do anything with krodha or harsha, kruddanaam anunetha, na apavaada anu smareth, amarshaghna etc.

To obtain sukha, persons not to be associated with are: paapa vrutta satva, kalaha priya, para vruddi dwisha, para apavadha rataya, nirghruna, lubdha.

To obtain sukha, persons to be associated with are: buddhi, vidya, vayah, sheela, dhairya, smriti, samadhi, vruddha sevina, swabhavagnya, gata vyadha (shokaadi), sumukha (prasanna), prashantha.

Ratricharya:

Rutu kaala kartavyam / during sambhoga, stri purusha are to be associated with sumanasa, harsha, ista gandha, consuming manognye hitam ashanam. Sankalpa causes vrishya, miathuna janya samkalpa & harsha is the cause for shukra prerana and its movement into shukra vaha srotas.

Maithuna is possible with individualas who are without shoka, gata vyadha, avyakula manasa. Maithuna is not to be done if assosiated with bheeta, vimanaah, shokarthaa, kruddha; dourmanasya causes avrishyaanaam; chinta causes shukra kshaya maithuna with chinta, shoka, avishtramba (avishwaasa), brama, bhaya, krodha causes shukra dushti; bhaya & shoka causes alpa maithuna shakti; ati harsha causes atiprasanga with stri (maithuna).

Aharsha / anutsaaha maithuna leads to nara shanda / naari shanda garbha; maithuna with irshya & manda harsha causes irshyaa rati garbha.

Relation of manas with nidra:

Manah klanti induces nidra, by this we can infer that people who are with actived manas doing chintana etc. causes anidra. Sukha vrutti is due to proper swapna.

When does sleep induce in?

"nirindriya pradeshe mano avasthanam." (when the manas associates the places other than indriyas.) By this we can infer that, individual when disassociates the manas from indriya prerana, then the nidra induction occurs.

Manasi klanthi (klamanvitam = nishkriya) / mano indriya kriya uparma & vishayeshu apravatanam causes manah sharira shrama sambhava nidra. Swapna lakshana is nirindriya pradeshe mano avasthanam. Nivrutti induces pusti, pusti induces nidra. Tribihi doshai atibalai purnatvaad affects manovaha srotas and becomes the cause for daaruna swapna; vidhi purvaka sevita nidra phalam is said to induce sukham, pusti, balam, vrushata, gnanam, jivanam.

Tamah prabhava is the cause for divaseshu nidra (always nidratmakam). Divaswapna causes medhovaha sroto dushti. Indivuduals who are adhyayana karshita, krodha-shoka-bhaya klantha, unmatta are advised for dina nidra sevana. Ahita diva swapna causes tandra, smriti pramoha & buddhi pramoha, indriyanaam asamrthyam. Yukti yukta nidra is the cause for sukha ayu / sukha vruttau.

Ati nidra, akaala nidra, anidra causes asukha ayu. Ati swapna causes tandra karaanaam, always nidratmakam leads to tyakta sadvritta paalana. Avidhi nidra sevana induces dukham, karshyam, abalam, klivata, agnanam, na jivitam. Tamobhava nidra is the mula kaarna for paapam.

Anidra chikitsa / swapna janaka is by manaha sukham, manaso anuguna gandha, shabdha, samvahanani.

Bhayam, chintha, krodha, upavaasa, asukha shayya, satva oudaryam, tamo jayam causes nidra nasha / treats ati nidra due to ahita kaaranas. Karyasaktho na nidram yaati, vikaras due to vayu / kupita vayu causes nidra nasha (nidra apaharakatvam). Murdhni taila provides nidra labha & sukham.

Relation of manas with hridaya:

Hridaya is the seat for shadangaadi (vignanam, indriyaanaam, artha panchakam, atma, chetaha (manah), chintyam (mano vishayas)). Aghaatha to the shadangaas causes murcha. By any means if hrudaya gets affected, due to the contents that reside in it, they all gets affected leading to vikaras of the contents in it i;e. Mano vikaras, buddhi moha. Mano vikaras causes hrudroga.

Ojo kshaya induces hridaya kshobha, mano kshobha, bibheti (bhaya), abhikshnam dhyayaati (chintana), durmanaa (mano bala viheena). Ojo nashta causes ojo sthana (hridaya) vikruti. Madhya prabhava makes hridayam samkshobhya, cheto nayati vikriyaam.

In day, hrudaya gets vikasita just as a kamala gets opened under sunrays, similarly sharirika vihaara, manasika karyas are the cause for srotases to get opened fully and in night time's manovahasrotas turns alpa kriya sheela naturally. Inducing more kriyashilata of manas in night times makes the abhigatha of hrudaya and also its contents.

Hridaya vikruti / upagatha / upagatha of sthana of rasa vaha dhamani (hridaya) / durbala chetasaha sthane vayuh pitta kapha prapadyate and causes vikruti of the contents that reside in the hridaya i; e. Rasaadi dhatu marga vikruti, dosha marga vikruti, satva vikruti, buddhindriya vikruti, atma vikruti, para ojo vikruti; shadangaadi (vignanam, indriyaanaam artha panchakam, atma, chetaha (manah), chintyam (mano vishayas)) upagatha; moha; mano vikshobham, sangyaam sammoha; vruddha vata kapha on reaching hridaya makes avruta of gnaanadi that are present in hridaya causing tandra; hrudgraha causes nisamgnyaa (unconsciousness); hridaya upagatha causes apasmara, unmada, chittanasha; hridaya bhedha causes marana.

Chintaa, bhaya, traasa causes hrudroga, ati chintana & ati dukha causes hrud sula. Shoka – upavasa, krodha, achintana causes vataja, pittaja, kaphaja hrudroga respectively. An individual with hrudroga is with murcha, pramoha; vataja hrudroga is with moha / pramoha, darah (bhaya); pittaja hrudroga is with moha, traasa, bhrama, murcha; kaphaja hrudroga is with tandra.

In stri, due to anavsthitha, mridhu, vivruta (agambhira), viklava – hridaya (hridayasta manas), she is said to be with sthoka klesha abhi bhavaniyam / durbala chetas (manas).

Avoiding mano dukha hetu and efforts towards shanthi, gnana (tatva gnana) protect hridaya.

Relation of manas with rasayana:

Rasayana yogya purushas: persons with dhimataam, niyata atmanaam. Rasayana works in persons who are without sharira maanasa dosha / manah sharira shuddhanaam, prayataatmanaam.

Rasayana induces smriti & medha balam.

Kuti praveshika gruha should be constructed at nirbhaya sthaana & kuti should be manah priyam & ista upakaranopetam. One should enter into the kuti with proper dhruti, smriti balam, shraddha, vidhooya maanasaan doshaan, maitri bhuteshu chintayan.

Relation of manas with vajikarana:

Vajikarana causes sadyah sampraharshanam, yashah, shriyah.

Relation of manas with asavas:

Asavas induce samharshakaraanaam, bala to manas, removes aswapna, shoka and aruchi.

Suaraasava causes tivra mada, vataghna.

Relation of manas in garbha and garbhini:

Moha, iccha, dwesha karmas causes garbha utpaadana; sowmanasya causes garbhadharanaanaam. Garbhasya sadyo anugatasya lakshanas are tandra, praharsha, hrudaye vyadha, tripti cha.

Atmaja bhavas in the garbha are ayu, atma gnana, manah, indriyani preranam, indriyani dharanam, iccha dwesha, chetana, dhruti, buddhi, smriti, ahamkaara, prayatna (pravrutti & nivrutti).

Matha pithru satva, antarvartni-shruta-abhikshana satva, swa uchita karma satva, abhyaasa satva from purvajanma are responsible for satva in the grabha. Satvaja bhavas in garbha are bhakti (iccha), sheela, soucha, dwesha, smriti, moha, tyaaga, maatsarya, shourya, bhaya, krodha, tandraa, chanchala etc.

Tritiya maasa garbha is said as douhridha garbha (with desires of garbha & mother).

Garbhini lakshanas include amla kaamta, shraddha pranayana uccha avaccheshu bhaveshu.

Listening to the stories of manoanukula, priya hita pathi vyavahaara, rakshana from krodha shoka etc. are indicated in garbhini paricharya for garbha sthira pushti.

Purusha ardhini garbhini & seeing stri in the swapna causes stri garbha utpanna. Garbhini who is with kalaha sheela, shoka nitya, vishaya dweshi gives birth to apasmarina sishu, bheeta upachita - alpa ayu sishu & sishu who is irshaalu - stri vasha - causing upataapa in others respectively. Garbhini upon vivruta shaayini, naktam chaarini gives birth to unmatta sishu; with sthena (theft) gives birth to aayasa bahula, ati drohina, akarma sheela sishu; with ati nidra gives birth to tandra, abuddha sishu; upon madyanithya gives birth to alpa smriri, anavasthitha chitta sishu.

Garbhini on association with krodha, shoka, asuya, irshyaa, bhaya, traasa, apriya atimaatra shravanai causes garbha sraava / antar mrita garbha / akaale garbha prapatana. After ama mrita garbha nishkramana, suraa, sithu, arishta, madhu, madeera, asava are indicated for arthivedana vismaranartham, praharshanartham.

Manaso abhitaapa causes grabahm chiraat vindati.

Prasava hetu souhrudha upacharika stri lakshanas are souhrudha yukta, satatam anuraktaa, prakruta vatsala, tyakta vishaada, klesha sahinya.

Regarding rakshavidhaana in the suthikaagaara, sutika should be associated with souhridha stri, anurakta jana.

Manah sharira santaapa, na swapna, ati chintana, krodha are the cause for sthanya dushti.

Relation of manas in arista prakarana:

Individual with arista lakshanas said in indriya sthana are as follows:

A vaidya goes along with dhuta who is deena, bheeta, dhruta, trastha / stri dhuta is considered as ashubha.

Vaikariaka swara is with dinah dukha uccharyamaana swara.

Parivartana of - bhakti, sheelam, smriti, tyaaga, buddhi, bala are seen in individual who dies within six months.

Durmanaam sadaa, ratim na labhate, vyakula chitta are seen in individual who dies within one year.

Dhyaana, ayaasa, udvega, moha in asthaana sthaana's, along with arati; udardi rogi with ahara dweshi, lupta chitta; krodhanam, traasa bahulam, sakrut prahasitaanaam, murcha bahulam are present in unmaada purvaka mrityu.

Vignanam uparudyate, indriyani vinashyanti, khali bhavati chetana, outsukhyam bajate satvam, cheto bheeru avishya, smriti tyajati; medha, hri, shriyou upasarpatah, sheelam cha bhakti atyartha vyaavartate (parivartate) are seen during mumursha (death).

Relation of manas in adhyaayana adhyaapana vidhi:

Apta purusha are without rajas and tamas, harsha rahita, shoka rahita, smriti (shastra gnanam cha ganitha gnananam) sampanna.

Acharya should be with anasuyata, who does adhyaapana vidhi .

Qualities of vaidya acharya who is capable of guiding shishyas with vaidya guna sampath quickly: anahamkruta, anasuyaka, akopanam, shishya vatsalam (affectionate), klesha kshamam.

Qualities of person during adhyaayana vidhi manah purah saraabhi (ekaagra manah pranithaabhi).

Qualities of a vidyaarthi as examined by acharya: prashanta, dhrutimanta, anahamkrutam, medhaavi, vitarka smriti sampanna, udaara satvam, tatva abhinivesha (gnana prati agraha), nibhrutam (vinitam= humble), artha tatva bhaavukam, artha tatva chintaka, akopanam, avyasaninam (not addicted), sheela, adhyayana anuraaga, adhyayana abhikaama artha vignane, karma darshane alubdham analasam cha, sarvaboota hitaishina.

Duties of shishya as guided by acharya: the sishya should be with brahmachaari; satyavaadinah; medhya sevinah; nirmaatsarya; do hita chintana of go, brahmina and then sarva jeevas which gives karma siddi, artha siddi, yasha siddi, labha siddi, shreya siddi; with poorna manoyoga (prayatna sheela) towards atura arogya, manasa api parastriyo na abhigamaniya, dharmya satya vachasaa; smritimataa roga gnana (hetu & chikitsa) & nitya prayatna sheela; rugna gruha praveshe manasaa aveksha aveksha & vaidyasya vaak mano buddhi indriyas are to be present on rogi only.

Lakshanas of persons with whom sandhaaya sambhaasha (friendly discussion) should be done: gnana vignana yukta, akopa, anasuyaka, klesha kshamena, priya sambaashana, anuneyena (vinaya sampanna).

Guildelines during discussion: na cha parajaya bhayaath udvijeth (udvigna), parajayam krutvaa na chaainam na harshayeth.

Doshavat jalpaka gunas are kopanatvam, avaishaaradhyam (apandityam), bhirutvam (bhayam), adhaaranatvam.

Relation of manas in a vaidya:

Chaturvidha vaidya vruttis includes maitri, kaarunyam arteshu.

Qualities of chikitsa prabruta vaidya: provides deha sukha ayusham; helps to achieve dharma, artha, kaama in nruloka & paraloka.

Pranabhisara vaidya lakshaanas: smritimat, yukti, atmanah gnanam, sarva pranishu chetaso maitrasya maata pitru bhraatru bandhuvat.

Qualities of a vaidya to be approached (sevya chikitsaka): prashama (shanti) poorna, gnana poorna, vignana poorna.

Relation of manas in paricharaka:

Quality of paricharaka in a chikitsalaya should possess with anuraaga, abhipraaya gnana (good in understanding).

Qualities of person who is helpful to patient undergoing vamana: suhrudha (priyam), infront of whom the patient doesn't feel lajja.

Relation of manas in rogi:

Rogi must have abhirutva guna.

Individuals who are vaidya maninah, chanda (krodhi), asuyaka, tivra adharma rucheh rathi, bhiru, krutaghna (adharmavashaad bheshajam na siddhyati), vyaghra (inattentive), shoka peedita, shraddhaaheena, su shankhitah are ayogya to chikitsa.

Sadaa atura are nrupa upasevi (nrupa chitta rakshanaath para anurodhaath bahu chintanaath bhayaath); panaanganaa (veshya, nru chitta varthin upachaara tatpara); panya jivanah (sadaa asanaath atyanubandha vikraya krayaadi lobhaad api lobhaath); due to which these people are unable to attend their normal routine; persons doing akaala sevana of bhojana, nirhara & vihaara.

✿ · ✿ · ✿ · ✿ · ✿ · ✿ · ✿

Manas with respect to different vikaras as follows:

Jwara:

Daaruna rudrakopa / maheshwara kopa prabhava, sharira & manasa doshas causes jwara; shoka causes vataja jwara; krodha causes pittaja jwara; harsha causes kaphaja jwara; kaama, shoka, bhaya, krodha causes abhishanga jwara; jwara vega kaala chintana causes jwara vruddhi.

Jwara lakshana is deha manaha santaapa karatvam / deha indriaya manah taapa kara. It causes pragyaa, harsha, utsaaha hraasa kara; moha kara; hrudhivyatha, samtaapa, vaichityam, arati, glaani. It is said as maha moha.

Jwara samanya purvarupas are ananna abhilasha, nidradhikyam, arati, bhrama, alpa pranata (maanasa bala haani), guraunaam vakyeshu abhyasooya, baalebhyah pradwesha, swa dharmeshu achintha, maalya anulepana bhojana pariklesha, madhurebhyascha bhakshebhyascha pradwesha, amla lavana katuka priyata, bhakti dwesha of agni aapa aatapa ambu, sheela vaikrutam.

Vishaada, bhrama are present in vataja jwara; mada, bhrama, murcha, anna dwesha in pittaja jwara. Nidradikhyam, tandra, ananna abhilasha in kaphaja jwara. Vata pitta jwara is with murcha, bhrama, anidra; vata kapha jwara is with tandra; pitta kapha jwara is with moha. Sannipaata jwara causes bhrama, moha, murcha, tandra, nidranasha, hrudhi vyatha. Ama jwara causes tandra, bhrama. Abhichaaraja, abhishaapaja jwara causes chitta, indriya sharirinaam vedanaa. Kaama jwara / kaama janya vyadhi causes dhyaana, nishwaasa bahulam. Shokaja jwara / shoka janya vyadhi causes bashpa bahulam. Bhaya jwara / bhaya janya vaydhi causes traasa praayam. Krodha jwara / krodha janya vyadhi causes bahu samrambham. Vishama jwara causes murcha, moha, mada, glaani buistam. In jwara, doshas affecting rakta dhatu causes bhrama, mada; that affecting mamsa dhatu causes moha, glaani. Ruksha guna causes jwara, bhrama, pralapa.

Krodha is nishiddha in nava jwara. Jwara chikitsa include brahmacharya, tapah, satyena, niyamena. Daivya vyapashraya chikitsa in abhishapaja/ abhichaaraja / bhutaabhishanga jwara include japa, homa, pradhanena, vedaanaam shravanena, saadhunaam darshanena. Kaama jwara chikitsa is by krodha. Bhayaja / shokaja jwara chikitsa is by kaama / krodha. Kaama, shoka, bhayaja jwara chikitsa is by ashvasana, ishta labha, vaayoh prashamana, harshanai cha. Krodha jwara chikitsa is by kaama / kaamyai arthai, manognyai, pittagnai, sad vaakhyai. Vishama jwara chikitsa is by mano vikaara nirdhista kaaryam.

Jwara vega kaala chintana chikitsa: ishtai vichitrai vishayai naashayeth smritim.

Prashantha jwara lakshanam: vigatha santaapa, avyatham, vimala indriya yuktam prakruti satvena.

Rakta pitta:

Rudra kopa causes rakta pitta. Rakta pitta purvarupa is ananna abhilasha. Dushita raktha stambhana in raktha pitta causes murcha, buddhi indriya uparodham.

Raktha pitta shaman is by mano anukula kathas.

Gulma:

Ati shoka ruchi causes vataja gulma, krodha causes pittaja gulma, bhaya causes raktaja gulma.

Gulma purvarupa is ananna abhilasha; pittaja gulma is with bhrama, pramoha; raktaja gulma is with murcha; sannipaata gulma is with manah sharira agni bala upahaarinam.

Prameha:

Tyakta chintaanaam, ati nidra sevana, ati asya sukha sevana causes prameha / madhumeha. Shoka causes vataja meha, krodha causes pittaja meha.

Prameha purvarupa is sarvakaalena nidra, tandra / shayya asana swapna suke ratih. Alaji madhumeha pidaka causes moha; pradhana marma vidradi causes pramoha. Prameha pidaka upadravas causes moha, mada.

Kushta:

Bhayena sahasaa sheetodakam avataratah / on association with bhaya, person consumes sheetaambu fastly, it causes kusta.

Vaak maanasa paapa karmas, purva krutam cha karma / paapa kriya (janmanatara kruta adharma), krutaghna bhava, nindaa suraanaam, causes kilaasa.

Rajayakshma:

Bhaya prasanga, hrimatva, ghrunitva causes vaata, mutra, purisha vega samdhaarana janya sosha; ati matra shoka, chinta parigata hrudaya on association with irshya, uthkanta, bhaya, krodhadi causes dhatu kshaya janya sosha; hri, ghruna, bhaya causes vega samdhaarana janya yakshma; irshya, utkanta, bhaya, traasa, krodha, shoka causes dhatu kshaya janya yakshma; bhaya causes chardi in yakshma rogi.

Yakshma lakshana is manasika aruchi (dwista arthai cha manasai);

Sosha purvarupas are ananna abhilasha / ghrunitvam ashnata, adosheshu api dosha darshanam, bahvo cha pramaana jignyaasa, stri kaamata, nirghrunitvam, stri madya mamsa priyata, priyata cha avguntathe (isolation).

Yakshma chikitsa is by manognani dravyas + mamsa prayoga,

mano anukula chikitsa makes vyadhi arambha dosha hanti.

Ahara vihaara in yaksham: ista varna, rasa, sparsha, gandhavat paana bhojanam; praharshakaraani ahaara; priya vastrai; istai madyai manognyaanaam gandhaanaam upasevanam; drishya suhrudaanaam ramaniyaanaam stri; priya shruti; nityam harshana ashwasanai, satyena achaara, ahimsaa, devataarchana, vaidya vipraarchana.

Unmada:

Individual who is bhiru, upaklista satva / alpa satva, bhramita upon kaamaadibih (kaama, krodha, lobha, harsha, bhaya, moha, aayaasa, shoka, chintha, udvega) upahata hridaya / hridaya dushana / avruttya manovaha srotramsi / mano moha / manasa & buddau cha prachalita upahata / buddhi, mano, smriti vikruta causes unmada / mano vibhrama.

Chintanaadi causes vataja unmada; chitta pramoha causes kaphaja unmada; purva janmakruta aprashastha karma, pragnyaaparadha causes agantuja unmada; himsa, rati (rati krida), abhyarchana (pooja) are the 3 objectives of bhuta, which are fulfilled by causing bhuta kruta agantuja unmada.

Unmada pratyatma lakshanas are vibhrama of mano, buddhi, samgnya, gnana, smriti, bhakti, sheela, chesta, achara. Unmada purvarupas are ananna abhilasha, hrud graha, dhyaana aayasa, sammoha, udvega, unmatta chittatvam, swapne bhranta chalita. Vataja unmada causes alabeshu abhyavahaareshu lobascha, labeshu cha avamaana; tivra maatsaryam. Pittaja unmada causes amarsha, krodha, sheeta udaka anna abhilasha. Kaphaja unmada causes ananna abhilasha, soucha dwesha, swapna nityata. Agantuja unmada purvarupas are deva, go, brahmana, tapasvinaam himsaa ruchitvam; kopanatvam;

nrushamsa abhipraayata (para apakaaraka ruchi). Agantuja unmada causes ati samardhya of grahana, dhaarana, smarana, gnana, vignana.

Samanya lakshanas of unmada are dhi vibhrama, satva pariplava, adheerata, hrudayam cha shunyam, na cha sukham na dukham, na achara gnana, na dharma gnana, na shanthi, smriti nasha, buddhi nasha, samgnyaa nasha (lekhena gnanam), bramah atyanta cheetah, achintya arthe (vishaye) chintanaadi.

Vataja unmada causes asthaana rodhana, asthaana haasa; pittaja unmada causes abhilasha of pracchaya, shita anna jala; amarshata, samrambha (ugra), rosha (krodha); kaphaja unmada causes naari vivikta priyata, atinidraa.

Agantu unmada causes increased gnaanaadi, vignana; deva graha peeditha causes akrodhi, aswapna, abhojana abhilashi; pitru grha peeditha causes nidraalu, anannaabhilasha; yaksha graha peeditha causes rodhana, haasana, brahmana - vaidya nindaka; rakshasa graha peeditha causes nidranasta, annapaana dwesha, shastra dhaarana iccha, showing bhaya to others; pisacha peeditha causes mano anavasthitham, na samaranam; asadhya bhutonmada causes himsardino unmatta.

Unmada chikitsa is by hrud, indriya, shiro, koste samshuddhe vamanadi there by causinng manah prasada, acquires smriti and samgnyaa; ashwasayeth suhrudh vakhyai-dharma artha samhitai, traasayeth.

Doshaja unmada chikitsa include vitraasana, vismaapana, vismaarana. Mano buddhi samvejanam (udevjanam) makes manah prakrutim by tarjana, traasana, harshana, bhaya, vismayo, vismrute.

Tat saadhrishya prapti, aashwaasai, saantvaa treats unmada caused by ista dravya vinasha (mano upahata).

Satya achara, tapo gnana, adhyatmika gnana, all the chikitsas of apasmara treats unmada.

Agantuja unmada / apasmaara chikitsa include mantra, oushada, mani, mangala, bali, upahaara, homa, niyama, vrata, praayaschitta, upavaasa, swasthyayana (swasthivaachana), pranipaata (reverence / submissive), gamanaadi (deva teerdhadi gamanam).

Unmada mukta purusha lakshanas: indriya artha, buddhi, atma, manasam prasadanam.

- o Mustaadi yapana basti, go ghrita, nilinyadi gritha, maha tikta ghritam cures unmada.
- o Kalyanaka ghritam cures achetasaam, bhutonmada.
- o Purana ghrita cures graha nashanam.
- o Prapurana ghrita is medhyam, sarva grahaapaham.

Apasmara:

Vividha bhute asuchi samsparsha / affliction of hridaya with rajasa tamasa upahata chetas / rajas, tamas upahata satva sanchitha in hridaya / hridaya gets filled up by kaama, krodha, bhaya, traasa, lobha, moha, harsha, shoka, chinta, udvega & dhi satva samplavaat (vibhramaat) causes apasmara.

Apasmaara pratyatma lakshanas are smriter apagamam / smriti buddhi satva samplava, bhibatsa chesta, avastikam tamah pravesha. Apasmaara purvarupas are anannaabhilasha, moha, murcha, bhrama, swapne mada. Vataja apasmara lakshanas are abhikshnam apasmarantam kshanene samgnyaam pratilabhamaanam. Pittaja apasmara lakshanas are abhikshnam apasmarantam kshanene samgnyaam pratilabhamaanam. Kaphaja apasmara lakshanas are chiraath apasmarantam chiraat cha samgnyaam pratilabhamaanam.

Apasmara chikitsa is by prabhodhana of avruta manasa dosha in hrud srothas by tikshana chikitsa / vamanadi.

o Sarpiguda, yogaraja oushada, jivaniya ghrita, panchagavya ghrita, bala taila cures apasmara.
o Yogas that cure both unmade & apasmara are:
o Khara mutra, kshaara agada, amrita ghrita, bhrihat satavari ghrita, amrutadyam tailam cures apasmara, unmada.
o Lashunadya ghritha cures agantu sambuta unmada, apasmara.
o Gandha hasti agada cures unmada, apasmara, moha.
o Jeerna ghrita cures mada, murcha, apasmara, unmada.
o Maha panchagavya ghrita cures apasmara, unmada, graha roga.
o Brahmi ghrita cures unmada, apasmara, paapaja vyadhi, graha peeda.

- o Amrutaadya taila cures mooda chethas, unmada, apasmaara, arati.
- o Maha paisachika gritham cures chaturthaka jwaram, unmada, graharoga, apasmara, does buddhi smriti karam.

Atatvaabhinivesha:

Kupita doshas reach mano buddhi vahasrotas present in the hridaya there by vitiating rajah & tamah, thereafter manah & buddhi gets avruta by rajah & tamah causes vyakula hridaya with mooda, alpa chetas and thereby causing atatvaabhinivesha.

Lakshanas are vishamam kurute buddhim, cannot differentiate nitya anitya & hita ahita.

Chikitsa is by providing vignana, dairya, smriti, samadhibi by suhrudh jana who are dharma artha vadinah.

Mada murcha samnyaasa:

Rajo moha avruta atmanah causes mada murcha samnyaasa; manah sangya nasta / chetah nasta / mano vikshobam causes mada; kaphaja krimi causes murcha. Vaak deha manasaam chesta akshipya, praanayatana ashritya and causes samnyaasa.

Pittaja mada lakshanas are krodha, parusha bhasham.

Vataja murcha lakshanas are pashyam tamaha pravishati shighram pratibudyate; pittaja murcha lakshanas are pashyam tamaha pravishati shighram sa swedaha pratibudyate; kaphaja murcha lakshanas pashyam tamaha pravishati shighram chiraat cha pratibudyate; tridoshaja murcha lakshanas are apasmara samena lakshanas but without bibathsa chesta.

Mada & murcha are swayam eva upashamyati, shastraanaam sataam shravanam, satvavataam sevanam.

- Snehana, swedana, panchakarma cures mada and murcha.
- Tikta shatphala ghritam cures mada.
- Amrita prasha ghrita cures murcha, hrudroga.
- Rohinaadyam ghritam, kalyanaka guda cures bhrama, murcha.
- Eladi gutika cures murcha, mada, bhramam.

Samnyasa chikitsa is by samgyaa prabhodana, vismaapana, smaaranai, priya shruthi, after samgnya prabhodhana, samrakshitavyamhi manaha pralaya hetutah (moha hetutah).

Ushna jala is not indicated in bhrama. Duraalabhadi ghritam, vyoshadi modaka cures bhrama.

Kshata ksheena:

- Kshata ksheena lakshana is mano dainyam.

Santarpana - apatarpana janya vyadhi:

○ Chesta dweshi, diva swapna, shayya asana sukhe rataha causes santarpana janya vyadhi. Santarpana janya vyadhi's include indriya srotasaam lepo, bhuddher moha, pramilaka (satatam pradhyaanam);

○ Achintana causes sthoulya.

○ Apatarpana janya vyadhi's include unmada.

○ Chintaa, bhayam, shoka causes kshaya. Shoka, nidra vinigraha, krodha causes karshya.

Shvayathu:

○ Pittaja shotha lakshanas are bhrama, mada; kaphaja shotha lakshana is nidra.

Udara:

○ Pittaja udara causes bhrama; plihodara, baddagudodara causes murcha.

Arshas:

o Shoka causes vataja arsha is with murcha; krodha, asuyanam causes pittaja arsha is with sammoha, annadwesha; desha kaala achintanam, shayya asana sukhe rati causes kaphaja arsha.

Grahani:

o Vata grahani causes manasah sadanam; kaphaja grahani causes strishu aharshanam, alasyam.

Pandu:

o Kaama, chintha, bhaya, krodha, and shoka cause upahata of chetas there by affecting hridayashrita pitta and causes pandu roga.

o Pandu roga causes are bhrama, kopana, shishira dweshi; pittaja pandu causes are murcha, shita kaama, anna dwesha; kaphaja pandu causes are murcha, bhrama; kaamala causes are tandra, moha; halimaka causes are strishu aharsha, bhrama.

Hikka - shwasa:

o Maha hikka is with upahata smrite; gambhira hikka is with dinah mana, pranasta bala chetasah; vyapetha hikka is with vichetasa (gnana shunya).
o Hikka vega nashaka upayaas are sahasaa traaso, vismaapanam, bhaya, krodha, harsha, priyodvega.
o Maha shwasa is with pranasta gnana, vignana; vibhranta lochana; urdwa shwasa is with vibhrantha; chinna shwasa is with vichetah (mano vyakula); tamaka shwasa is with pramoham; pratamaka shwasa murcha.

Kasa:

o Krodha causes pittaja kasa.

Atisara:

o Upahita of agni & manas / mano upagatha causes atisaara; krodha, irshya causes pittaja atisaara is with murcha; achinta, alasya causes kaphaja atisaara is with anna dweshi, alasya; atiyoga of bhaya, shoka, chittodvega causes tridoshaja atisaara is with bhrama, sammoha; bhaya, shoka causes agantu atisaara (bhayaja atisaara & shokaja atisaara). Atisaara upadrava causes murcha.

o Atisaara chikitsa includes vatahara kriya, harshana, ashvasana.

Chardi:

o Dvistaartha samyoga (food on seeing is sensed as dvista thereby tapta manah, manognai (manovighaataka)) causes dwistartha samyogaja chardi / dvista yogaja chardi; shoka, bhaya causes vataja chardi.

- Chardi purvarupa is dvesho ashane. Pittaja chardi is with bhrama. Kaphaja chardi is with tandra, santosha (tripti).
- Rasai monogyai are to be used in chardi chikitsa. Dvistartha samyoga janya chardi chikitsa is by manoanukula vachana, ashvasana, harshana, manoanukula gandha of mrit, pushpa, shukta, amla, phalaadi; use manoanukula shabdha sparsha rupa rasa gandha yukta ahara vihaara which are priyam even though they are apathya, yet are beneficial.

Visarpa:

- Vataja visarpa causes bhrama; pittaja visarpa causes murcha, moha, bhrama, arati; vata pitta visarpa causes murcha, pramohayati samgnyaa, naashayati nidraam, nasta nidra, pramuda samgnyaa, vyathite cheste, ashu nidraam bajati; pitta kaphaja visarpa causes nidra,

tandra, moho, annadwesha, murcha, jaadya indriyaanaam, samgnyaa smriti hanta; granthi visarpa causes murcha, nidra, arati.
o Nishiddha vihaara in visarpa are diva swapnam, krodham.

Trishna:

o Kshobha, bhaya, shoka, krodha causes trishna.
o Trishna causes bhrama, chitta nasha; vataja trishna causes nidra nasha, bhrama; pittaja trishna causes shitam abhinandata, murcha.
o Shitodakaanaam smaranam causes trishnaghna.
o Trishna nasha pralepa cures murcha, bhrama, trishna.

Visha:

o Jangama visha prabhava causes nidra, tandra; sthavara visha prabhava causes murcha; 1st visha vega in manushya causes moha; 2nd visha vega in manushya causes bhrama, murcha; 4th visha vega in manushya causes murcha; 1st visha vega in chatushpaada causes bhrama, avasaada; 1st visha vega in pakshi causes dhyaayati (chintaa yukta). Vishavega avarodha janya upadravas are mada, murcha, vishaada, hridaya drava. Vataja prakruti persons upon visha prabhava shows moha, arati, murcha. Vatika visha causes hrudaya vedana; pittaja visha causes hrid daaha, samgnyaa nasha.

- Praanahara keeta, mushika, visha jalouka, bhramara (honey bee) damsha causes murcha; krukalasa (toad) damsha causes moha; shankha visha causes moha, murcha.
- Vishayukta anna on reaching amashaya causes hrudaya uparodha; on reaching pakvashaya causes murcha,

mada, moha; on reaching udarastha causes tandra.

o Shankha visha chikitsa is by ashwasana, saantva, harshanam. Nishiddha vihaara in visha peedita persons are krodha, bhaya.

Madatyaya:

Madhya affects the ten gunas of ojas, causing ojo kshaya; there by manas and its abode (hridaya) gets prone to kshobha immediately causing madam. Madhya prabhava / madhyaakshepo makes hridayam samkshobhya, cheto nayati vikriyaam / sankshobha in manas; dhi dhriti haraanaam; vyadhis like moha, bhaya, shoka, krodha, mrityu, unmaada, mada, murcha, apasmaara, apataanaka, smriti nasha; ati madyapana causes ojo nasta / ojo ksheena. Poorna madhya tyaaga avoids sharira maanasai vikruti.

Mada / madhya vibhrama lakshanas are harsha, tarsha, rati, sukham, moha, nidra.

The lakshanas found in different stages of mada are as:

- In mada 1st avastha, praharshana, preeti, na cha buddhi smriti hraaso, sukha nidra prabhodanam are found.
- In mada 2nd avastha, muhuh smriti, muhuh moha are found.
- In mada between 2nd & 3rd avastha, unmadavat lakshana are found.
- In mada 3rd avastha, mada moha avruta manah jivanapi mritha iva; non differentiation of karya akarya, sukha dukha, hita ahita; donot recognise friends / pleasant things.

Satvika prabuddhi occurs in 1st stage only. In the 2nd & later stages satvika lupta occurs. Madhya helps in knowing the vastavika sthithi of satva (uttama / madyama / hina satva).

Madhyam sowmanasya jananaanaam. Yukti purvaka sevita madya is the cause for satva guna vruddi. Vidhi vat peeta madhya / vidhi purvaka madhya sevana induces harsha, mudam (manah santosham), arogya, sukha mada, bhayaapaha, shokaapaha, shramaapaha, dukhaanaam abhodhanam, bahu dukha hatam; vidhivat yuktyaa peetha madhya by satvika persons is like amrutam. Madhya is taken in from anupaana in vikaras of anidra, tandra, shoka, bhaya, klama. Sura gunas cures shoka, bhaya, udvega, arati; provides preethi (prema), rati, nivrutti; improves vaak shakti.

Madaatyaya chikitsa includes praharshana, harshani kriya, priyascha anugataa.

Vrana:

○ Vrana upadravas are moha, unmada, apatanaka.

○ Presence of shoka, bhaya leads to non occurance of vrana ropana.

Trimarmiya:

o Udavarta causes mano vikaaras.
o Guda ardraka yoga cures mano vikaaraan.
o Basti kundalika lakshanas are hrud moha, traasa.

Shiro rogas:

o Shirasa abhihata causes moha.
o Manastaapa causes shiroroga; shoka, bhaya, traasa causes vataja shiroroga; krodha causes pittaja shiroroga.
o Pittaja shiroroga causes bhrama; kaphaja shiroroga causes tandra, tridoshaja shiroroga causes bhrama, mada, tandra.
o Apatantraka causes akshepa, moha, nisamgnyaa.
o Apatanaka causes hata samgnyaam, hrudhi mukte swasthyam yaati, moham vrutte punaha hata samgnyakam bavet.
o Krodha causes pratishayaya; chintha causes vataja pratishayaya.

- o Putinasya causes bhrama. Pittaja mukha roga causes murcha. Kaphaja mukha roga causes tandra.
- o Shoka yukta person on adminstration of nasya causes timira.
- o Shoka, bhaya, atilobha, atikrodha, manoghna ashana gandha rupai / manasim dosha darshanaat jaataam vaatdyai causes aruchi / arochaka. Its chikitsa is by manogya annapaana, harshana, ashwasana, hridaya anukulaani.
- o Ajirna causes murcha, bhrama.
- o Klama causes hrutsula, moha.

Tandra:

- o Chinthana, shoka causes tandra.Tandra causes vyakula hrudaya, indriya gouravam, mano buddhi aprasaadanam.Abhyanga removes tandra.

Urustambha:

o Bhaya causes urusthambha
o Purvarupas of urusthambha are dhyaana, nidra.

Vata vyadhi:

o Upavaasa, atishoka are the cause for anantavata.
o Triphaladi churna cures supthi.

Vata shonitha:

o Krodha causes vata raktha. Pittadhikya vata rakta causes murcha, mada, bhrama; vata rakta upadravas are murcha, mada, moha, bhrama, moha.

Yoni vyapath:

o A stri with shandi yoni vyapath is nru dweshi.
o Shoka, chintaa, bhaya, traasa causes bija upagathaja klaibhya; it causes alpa harsha. Person with kaama, harsha upon maithuna with moha causes

dwaja upagathaja kaliabhya; it causes bhrama, murcha. Chintha, shoka, krodha, bhaya, irshya, utkanta, mada, udvega causes kshayaja klaibhya; jaraa janya klaibhya causes dinaha (manah sharira dinaha).

- Pittaja pradara causes moha, bhrama; jeevaadaana causes murcha, mada; parisraava causes moha, murcha; (due to bahu vega).

❋ · ❋ · ❋ · ❋ · ❋ · ❋ · ❋

Manas with respect to Chikitsa:

- Upashaya causes sukhaanubandha.
- Jeerna oushadi induces manasvita (improves self-confidence), indriya shuddhi. Ajeerna oushadi induces klama, bhrama, murcha, arati.
- Pradeha, utsadana, abhyanga, dhumapaana, ghritapaana causes mano buddhi smriti samgnyaa prabhodanam.

Langhana:

- Langhana samayoga lakshana is nirvyathe cha anataratmani (manasi). Langhana atiyoga induces manasah sambhramo (bhranthi), tamo hrudhi (hridaya becomes avruta with tamah).

Swedana:

o Swedana is not indicated to persons the nasta sangya (non-conscious), kruddanaam, shochataam (anxiety).

Dhumapaana:

o Dhumapaana cures ati tandra, ati nidra, buddi moha.
o Dhumapaana is not advised to individuals with mada, murcha, bhrama, krudda, moha. Ati-dhumapaana, ati swedana induces murcha.

Snehapaana:

o Snehana is indicated to persons with chintha bahula.
o Ghrita paana causes smriti, medha, buddhi & indriya bala.
o Uttama matra of snehapaana causes punarnavakari sharira indriya chetasam.

- 100 years old ghee cures sarva graha, apasmaara, graha, unmada.
- Sahasrapakam shatapakam vaa bala tailam is shrestam indriyaanaam prasaadanam, jivanam.

Samshodana:

- Samshodana (vamanadi) is not indicated to individuals afflicted with shoka, roshaam, krodha, ati chintana, murcha, a raktapitta individual upon affliction with shoka.
- Shodhana is indicated to the persons with abuddhitvam.
- Samyak yoga of samshodana is possible by vidhooya maanaasaan doshaan kaamaadeen ashubha udayaan / ekaagra manasaa peetam samyak yogaaya kalpate (samshodane eka chittena). Since kaamaadi vyaghra manas

causes ayoga shuddhi due to vega vighaata.

o Samyak yoga of shodhana induces buddhi, indriya, manah shuddi / indriya, mano, buddhi, varna prasidanam & sukha (arogya).

o Samshodana atiyoga induces bhrama; ati yoga / hina yoga of shodhana induce dukha (vikara).

Vamana:

o Manovikaareshu   pibeth vamanam uttamam.

o Vamana is not indicated to individuals with chinta prasakta (if vamana is done it is ruksha vardhanam and causes vata rakta, urah kshata); samvrutta koshta (if vamana is done it causes marana / vaichityam).

o Vamana is indicated to apasmara, unmada. Vamana atiyoga induces murcha; vamana upadrava induces moha.

Virechana:

o Virechana is not indicated to individuals with durbala indriyas (if done the persons cannot tolerate the oushada vega), kaamaadi vyaghra manas (if done then the vega pravartana may not occur or occurs very hardly causing virechana ayoga doshas), daruna kostha (if virechana is done it causes murcha, bhrama and praana haani).

o Virechana is indicated to apasmara, unmada.

o Virechana ayoga induces tandra; virechana atiyoga induces unmada, tamah pravesha, supti, klamah.

o After the virechana, the person should be established with anupahata manasa, suhrudaam darsahyitava, gnyaatinaam darshayeth.

Basti:

- Satva of the person is to be examined in vasti daana.
- Vasthi induces ashu harsha (immediate harsha).
- Asthapana basti / anuvasana basti is not indicated to individuals with kruddha, bheeta (if at all done it causes brusham vichalitaayaam sangnyaayaam, chitta upagatha); matta (mada), murchita (if at all done it causes urdhva upaplava of basti.
- Asthapana / anuvasana basti is indicated in anga supti, unmada.
- Niruha basti causes sukhayu, medhakrut. Anuvasana basti causes ashuh manah prasaadam. Anuvasana samyak yoga causes buddhih indriya samprasaadah. Anuvasana basti atiyoga induces moha, klama, saada, murcha; pitta avruta sneha basti induces moha; kapha avruta sneha basti / anna avruta

sneha basti / using ushna quatha in kashya vasti induces murcha.

- o Urdwa gamana vasti chikitsa is done by 'bhitasya adah pravartate, traasayeth traasana prakaarai'.
- o Hapushadi yapana basti is buddhi, medha, agni bala janana.
- o Shaliparnyaadi yapana basti, mayuradi yapana basti cures ksheena indriya.

Shirovirechana:

- o Shirovirechana is not indicated to individuals with sneha madhya toya pathum kaamaah (if done it causes shiro rogas), matta, murchita, shoka (if done it causes jwara & shoka tapta produces ushma which reaches netra nadi).
- o Shirovirechana is indicated to apatantraka, apataanaka, apasmara, pramohaka.

- o Samyak shirovirechana causes indriyaacchayam (clearity of indriyas).

Samsarjana krama:

- o During samsarjana karma, maha dosha kara bhavas like ratha kshobha causes hrudaya indriya uparodha; ajeerna, adhyashana induces murcha; divaa shayana causes hrud sthambha, tandra; stri prasanga causes vishaada, avasidativa mano, vepathe hrudayam.
- o After peyadi karma swastha (prakruti gatam) purusha attains ratiyuktam, sthirta indriya, satva sampannam.

Conclusion:

Individual himself is the cause for sukha / gnana and dukha / agnana.

In different births of an individual, atma along with manas move into different yoni's based on the karma bala. In this movement of transmigration, atma which is nirvikara does not change by time or by any factor. Atma exists unchanged. But, manas which is always along with atma is not constant, and it gets samskaarita from one birth to other.

Purava janma mano gunas are the cause for the manas in the present birth & classification of satva, rajah, tamah - C. Sa. 3/13.

So the manas which is kriyavaan, due to its kriyas is the cause for the karma bala and based on the karma bala, there resides the sukha and dukha, aishwarya, moksha.

Karma kshaya is the cause for attaining to a stage of no sukha / no dukha and this is the goal of every individual, such a goal is not recognized by the indivual due to moha.

Janma janmantara karma kshaya is possible by manasa samadaana and for all the prani's in janmantaras and in present life that which is shreya & which is shresta kalyanakam to moksha, all those are established in the manah samadhi. C. C. 24/52-60.

Chetana (consciousness) causes the kriya pravartamana of manas. Manas under the control of chetana (self-consciousness) of atma attains vimala gnana and gnana yukta individual approaches towards sukha marga. Such a union of manas with atma is said as manah samadhi (samaadhaana yukta manas), which is a part of mano oushadha.

Manas upon avruta causes nasta smriti of purvajanma kruta karmas.

Shuddha satva guna causes smriti of purvajanma kruta karmas.

Mano anavasthana, mano upahata, its association with vaimalya karanas produce ayadartha gnana (moha yukta), Atatwaabhinivesha (lack of right understanding) which is the cause for all the dukhas.

Manas upon association with gnana, induces smriti in the person, which awakens tatwa gnana (yadartha gnana), upon tatwa smriti, it inturn nurtures manas and helps the individual towards moksha marga. So, tatwa gnana (right understanding) is the path towards happiness.

Thus gnana, vignana, smriti, samadhi are useful in manasa swasthya.

Mano anukula, hita ahara nurtures the body and mind.

Hridaya which is the abode to all the atindriya dravyas. So protecting it protects all the contents that reside in it and avoids mano dukha.

Information of adhyatmika vishays is present in sharira sthana, this knowledge helps a vaidya to understand the rogi and knowledge of sukshma avasthas of manas helps to achieve chatuh shreya (dharma, artha, kaama, moksha). Thus the knowledge of mano vignana helps to understand a human being completely which is above the level of body.

❀ · ❀ · ❀ · ❀ · ❀ · ❀ · ❀

ABOUT THE AUTHOR

Dr. Madella Gautham
S/o: M. Ravinder & Late M. Sujatha
Kuntloor village
Ranga Reddy District
Telangana.

Date of Birth: 18th December, 1988

Education: 'BAMS' from

Dr. B.R.K.R. Govt. Ayurvedic College, Hyderabad.

Presently persuing Post Graduation in the Dept. of Ayurveda Samhita and Siddhanta from Sri Venkateshwara Ayurvedic College, Tirupati.